Musa Moradi

Princípios de utilização e manutenção de equipamento médico

Musa Moradi

Princípios de utilização e manutenção de equipamento médico

Musa Moradi MSC de Engenharia de Radiação Médica

ScienciaScripts

Imprint
Any brand names and product names mentioned in this book are subject to trademark, brand or patent protection and are trademarks or registered trademarks of their respective holders. The use of brand names, product names, common names, trade names, product descriptions etc. even without a particular marking in this work is in no way to be construed to mean that such names may be regarded as unrestricted in respect of trademark and brand protection legislation and could thus be used by anyone.

Cover image: www.ingimage.com

This book is a translation from the original published under ISBN 978-620-2-05978-7.

Publisher:
Sciencia Scripts
is a trademark of
Dodo Books Indian Ocean Ltd. and OmniScriptum S.R.L publishing group

120 High Road, East Finchley, London, N2 9ED, United Kingdom
Str. Armeneasca 28/1, office 1, Chisinau MD-2012, Republic of Moldova, Europe
Printed at: see last page
ISBN: 978-620-7-90180-7

Em memória dos meus pais que sempre me apoiaram e encorajaram

Prefácio

Esta brochura baseia-se nas experiências do autor durante 2 anos de trabalho na Universidade de Ciências Médicas de Ilam como médico especialista, professor e investigador. Para além da investigação, o apoio aos hospitais locais na manutenção e aquisição de equipamento constituiu uma excelente oportunidade para escrever este ensaio. Inclui as bases elementares da manutenção de equipamento médico e destina-se a ajudar os utilizadores de dispositivos médicos em centros médicos e hospitais a manter esses dispositivos em melhores condições.

A maior parte dos problemas que ocorrem no equipamento médico são simples e fáceis de resolver por um utilizador treinado. Isto só pode ser manipulado se se conhecerem alguns conhecimentos básicos sobre como efetuar uma boa manutenção e como reconhecer com precisão os erros nesses equipamentos.

Alguns dos objectivos mais importantes da manutenção do equipamento médico são os seguintes

- Atingir o ponto mais alto de fiabilidade e disponibilidade do dispositivo
- Aumento do período de utilização dos dispositivos (idade mais benéfica)
- Diminuição do tempo de inatividade do dispositivo
- Obtenção de um rendimento elevado sem investimento
- Prevenção de custos adicionais nos acessórios do dispositivo
- Diminuição dos custos de todo o dispositivo

O segundo capítulo incluirá algumas propriedades importantes dos dispositivos médicos. Estas propriedades podem dar uma visão correcta do equipamento aos leitores, fornecendo quatro informações proeminentes, como a seguir se indica:

1) Descrição sucinta do modo de instalação e dos princípios de funcionamento dos dispositivos médicos
2) Mostrar todas as partes do dispositivo numa imagem única
3) Erros actuais que podem ocorrer e possíveis soluções para os resolver
4) Orientações diárias, semanais e mensais a serem seguidas pelos utilizadores para uma melhor manutenção do equipamento médico

Para facilitar a utilização e a visualização, todas as directrizes são fornecidas sob a forma de listas de verificação e de tabelas portáteis para pendurar junto do equipamento. Este manuscrito pode ser utilizado em todos os hospitais que tenham até 50 camas. Além disso, esta informação recolhida pode ser utilizada também em qualquer centro mais pequeno.

No segundo capítulo são referidas as listas de controlo mais recentes da administração de alimentos e medicamentos na Europa e nos EUA e também outros documentos da organização mundial de saúde.

Conteúdo

Agradecimentos

Agradeço eternamente ao corpo docente, ao pessoal e aos meus alunos da Universidade de Ciências Médicas de Ilam, que me inspiraram a continuar o meu trabalho neste domínio. Devo um agradecimento especial ao Dr. Hamidreza Hemmati, cujas perguntas penetrantes me ensinaram a questionar mais profundamente.

Agradeço ao Dr. Nasrollah Naghdi, diretor da Food and Drug Administration, por ter alargado a minha visão da ciência e por ter dado respostas coerentes às minhas infindáveis perguntas.

Os meus agradecimentos especiais são devidos aos meus professores, que me educaram ao longo dos meus anos de estudo, especificamente o Dr. Alireza Kamali-Asl e o Dr. Mohammadreza Ay na Universidade Shahid Beheshti, Teerão, Irão.

Musa Moradi,

Mestrado. Em Engenharia de Radiação Médica - Universidade Shahid Beheshti, Teerão, Irão

20 de setembro de 2017

Capítulo 1

Introdução

1.1 Como utilizar este livro?

Todos os materiais mencionados neste manuscrito podem ser técnica e clinicamente úteis quando todo o pessoal de um centro médico dá um forte contributo conjunto. A solução correcta de um dispositivo médico só pode ser utilizada se for manipulada pelos utilizadores. Neste caso, os administradores do hospital podem desempenhar um papel proeminente, estabelecendo algumas regras obrigatórias para a utilização dessas listas de controlo e proporcionando uma boa oportunidade para tomar conhecimento destas novas alterações.

1.1.1 Gestão

- Para os gestores:

  Nas secções 3, 4 e 5, a base da manutenção do equipamento médico será declarada como termos completos. As matérias incluídas nestas secções podem dar uma visão geral dos processos de compra e de outras considerações de custos aos utilizadores e gestores. Estas secções também podem ser úteis para estabelecer um novo centro em hospitais e justificar os seus custos. É óbvio que se os gestores não seleccionarem um local adequado para a instalação de um dispositivo médico, os seus fios não estarão seguros para animais nocivos como os ratos. Além disso, a seleção de um local adequado para a instalação de dispositivos médicos pode melhorar o seu desempenho e o seu período de utilização (secção 3).

- Para os utilizadores:

  O fator-chave para uma boa manutenção é a observação gradual do equipamento. Isto significa que todos os utilizadores devem saber por que razão têm de manter um dispositivo, quando o devem utilizar e quem está relacionado com o dispositivo. Os deveres do utilizador na utilização de um determinado dispositivo devem ser claramente definidos e o tempo de utilização deve ser determinado. Durante esse tempo reduzido, o utilizador deve definir o que pretende do dispositivo. Pode ser possível não utilizar um determinado aparelho em centros médicos. Neste caso, os utilizadores médicos devem verificar as características de saída e também outros princípios de manutenção.

1.1.2 Manutenção

- Planeamento:

  Todas as actividades necessárias existem sob a forma de horários diários e semanais. Estas listas de controlo são úteis para elaborar um bom plano de utilização do equipamento médico. Nalguns casos, um dispositivo pode ser utilizado mais vezes, pelo que podem ser utilizados dispositivos substitutos, desenhando uma boa tabela para programar a sua utilização.

- Apresentação de listas de controlo:

  Deve ser possível fornecer um número suficiente de cópias legíveis das listas de controlo dedicadas ao equipamento. Para um melhor desempenho, essas listas de controlo devem, de preferência, ser colocadas perto do equipamento e à vista do público.

- Actividades de gravação:

  Após o registo e a manutenção dos desempenhos dos dispositivos médicos, os utilizadores devem registar a situação de cada dispositivo como danificado ou não danificado para informar o pessoal sobre a situação mais recente dos dispositivos. O registo dos acontecimentos também permite que os observadores e as pessoas doentes tenham uma boa visão do desempenho do equipamento médico para poderem fazer um teste.

1.2 Condições preliminares de manutenção do equipamento médico

1.2.1 Ciclo de manutenção dos aparelhos

A manutenção dos equipamentos médicos não se limita à substituição das peças danificadas desses aparelhos, mas é conhecida como uma secção inegável na manipulação de toda a idade dos equipamentos médicos. A figura 1.1 apresenta algumas propriedades importantes que podem afetar a idade dos dispositivos médicos.

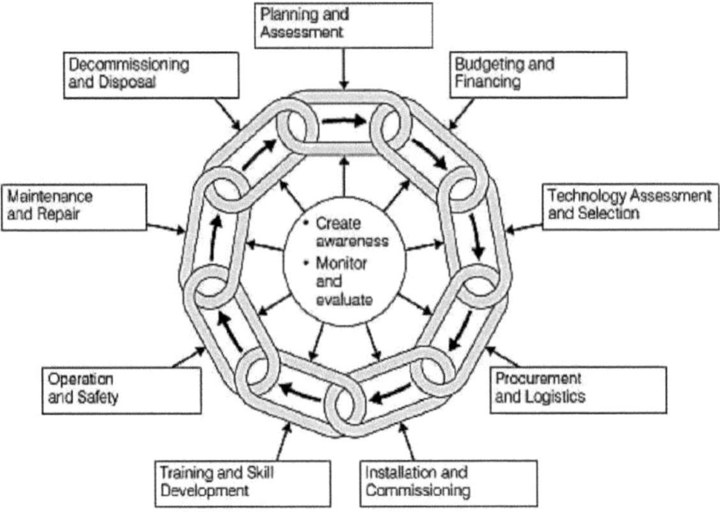

Figura 1.1. Ciclo de idade do equipamento médico

A imagem acima mostra claramente que há muitas maneiras de fazer uma manutenção correcta do equipamento médico e a reparação é apenas uma delas.

1.3 Recursos necessários

A primeira vez que um dispositivo médico é instalado, colocado em funcionamento e aprovado, e desde que o utilizador tenha igualmente assistido à formação necessária para a utilização correcta do dispositivo e a sua manutenção, é necessário observar os seguintes conselhos:

1.3.1 Instruções de utilização da máquina em linguagem simples

É essencial fornecer orientações aos utilizadores e estas devem ser especificadas a partir do momento em que o dispositivo é adquirido.

Além disso, para utilizar um serviço específico, o hospital organiza cursos para os utilizadores de cada equipamento.

1.3.2 Programação da manutenção

A existência de um horário para o pessoal assegura a verificação regular do equipamento e a melhoria da qualidade do serviço e da manutenção. A existência de um sistema de lembrete de tarefas desenvolvido pelo responsável pelo equipamento ou pelo diretor do hospital será muito útil para melhorar os serviços da unidade.

1.3.3 Serviços de reparação

Deve poder contactar a equipa técnica para resolver problemas e prestar assistência ao aparelho quando os utilizadores do aparelho se deparam com erros ou com a falta de funcionamento correto do aparelho. Em muitos casos, a equipa técnica pode reparar o defeito do aparelho, mas, em alguns casos, as partes essenciais do aparelho (como um scanner) necessitam de assistência, que deve ser efectuada pelo instalador da máquina que realiza o serviço pós-venda.

1.3.4 Gestão de contratos

O contrato de compra de um aparelho deve ser redigido de forma a incluir informações sobre a duração e as modalidades de prestação do serviço pós-venda, bem como o número de telefone da unidade de serviço. Se a empresa não cumprir as suas obrigações ou se o utilizador não estiver satisfeito com a qualidade do aparelho, o gestor tem o direito de rescindir o contrato com o hospital.

1.3.5 Fornecimento de bens de consumo

Durante a instalação de um dispositivo, os consumíveis a ele associados devem estar sempre disponíveis.

1.3.6 Fornecimento de acessórios

Se uma peça do dispositivo estiver danificada, devem estar disponíveis produtos de substituição para evitar que o serviço ao doente seja prestado. Estes produtos são frequentemente fornecidos por empresas de serviços pós-venda empenhadas.

O quadro 1 mostra o número de funcionários necessários num centro médico hospitalar.

Tabela 1. O número proposto de funcionários num centro médico típico

Hospital Type / Staff	Less than 16 beds	16-50 beds	50-100 beds
Medical engineer	0	1	1
Equipment Technician	1	1	2
Assistance Technician Equipment	1	2	3

1.4 Classificação da manutenção do equipamento médico

A falta de manutenção do equipamento num hospital leva a uma falta de orçamentação adequada do equipamento e, consequentemente, a uma escassez de fornecimentos e peças sobressalentes. Muitos hospitais e centros de saúde estão em dificuldades devido à falta de planeamento adequado para a manutenção e instalação do equipamento. Além disso, a falta de um programa adequado pode levar à não utilização de um equipamento e ao seu armazenamento.

1.4.1 Estratégia de manutenção eficaz

Na primeira etapa, um planeamento adequado pode determinar os recursos necessários para manter o equipamento. O programa incluirá os recursos necessários para reparar e manter o equipamento necessário para a manutenção.

As medidas a seguir indicadas aumentarão a eficácia da manutenção do equipamento:

1. Elaboração de instruções de serviço para os utilizadores
   - Nestas instruções, deve ser especificado o seguinte para os vendedores:

- Formar técnicos e utilizadores de dispositivos
- Proporcionar aos utilizadores uma forma de utilizar o dispositivo
- Fornecer instruções de manutenção aos utilizadores

2. Receber os recibos e inspecionar a entrada do centro
   - O equipamento para o centro deve ser inspeccionado antes da instalação, devido à possibilidade de danos causados pelo transporte do veículo.
   - O tipo de equipamento deve estar em conformidade com a ordem de compra.
   - Instruções de trabalho e peças sobressalentes estão disponíveis na remessa.
3. Registo no inventário e na documentação dos bens
   - Ao registar o equipamento, o número de série e a data de receção devem ser anotados como inventário do bem.
4. Instalação e controlo final
   - A instalação do aparelho deve ser efectuada pelo revendedor, ao mesmo tempo que devem ser dadas instruções ao utilizador sobre a forma de o fazer, e os conselhos de manutenção da máquina são também recordados ao utilizador técnico da máquina.
5. Registar o ID do dispositivo
   - A folha de identificação do dispositivo, na qual se indica a data de instalação, a entrada em funcionamento e as questões de segurança para o manter no lugar, deve ser instalada junto ao dispositivo, a fim de acompanhar o desempenho do dispositivo.
6. Manutenção
   - A manutenção correcta de um dispositivo médico trará benefícios a longo prazo e justificará o investimento nesse centro. Manutenção adequada, incluindo calibrações periódicas, para verificar a correção da máquina.
7. Desertificação de equipamentos desgastados
   - A vida útil de um dispositivo médico varia de 10 a 5 anos. Se um dispositivo for declarado pelo utente responsável pelo equipamento médico, as peças sobressalentes para o mesmo não serão fornecidas pelo vendedor ou a sua reparação será muito dispendiosa, o que não é vantajoso do ponto de vista económico.

1.4.2 Tipos de manutenção do equipamento em função do tipo de acesso

A este respeito, existem dois tipos de manutenção:

1. Manutenção ou reparação
   - Em caso de mau funcionamento do dispositivo, serão reenviados para a unidade de serviço para reparação e calibração.
2. Manutenção programada ou programada
   - Este tipo de manutenção é efectuado antes da necessidade de reparação e durante o trabalho semanal. Tarefas como a lavagem regular e os testes de segurança e de

desempenho do aparelho.

Na manutenção da correção, o tipo de acesso depende da complexidade e do tipo de dispositivo. Entre estas escolhas estão as seguintes:

- Manutenção dos equipamentos com formação no local para os técnicos utilizadores
    - Os principais problemas dos equipamentos médicos podem ser resolvidos simplesmente através da formação de técnicos. Isto reduzirá o custo das inspecções e reparações. Os vendedores de equipamento devem dar formação adequada aos técnicos aquando da instalação e montagem da máquina.
- Manutenção do equipamento pelo fabricante ou por terceiros
    - No caso de equipamento especial, os concessionários são obrigados a estabelecer serviços de chamada direta e contratos de manutenção com mais compras de tempos a tempos.

1.4.3 Tipos e abordagens utilizados para armazenar equipamento

Normalmente, o equipamento é mantido em três níveis:

- Primeiro nível, em relação ao utilizador (primário)
    - O utilizador ou o técnico deve limpar os filtros do aparelho e verificar constantemente os fusíveis e a alimentação eléctrica. Isto deve ser feito sem abrir ou deslocar o aparelho do local de instalação.
- Segundo nível, em relação ao técnico
    - Nos casos em que o defeito técnico não possa ser resolvido pelo utilizador ou seis meses após a verificação do aparelho, este deve contactar o reparador técnico.
- Terceiro nível, em colaboração com um especialista
    - Para equipamentos como a tomografia computorizada, a ressonância magnética, etc., é necessária uma engenharia especializada e técnicos com formação. A maioria destas pessoas é fornecida por um terceiro parceiro ou fornecedor.

Para iniciar o debate, o conteúdo deste guia incide principalmente sobre as tarefas do utilizador principal e dentro do próprio centro de saúde (primeira fase). Para mais informações sobre outras etapas de manutenção, consulte os recursos indicados.

Planeamento e manutenção de equipamento médico:

A manutenção programada é uma tarefa regular e periódica que é efectuada em intervalos específicos para manter a máquina em condições de funcionamento adequadas. Estas actividades incluem a limpeza, a calibração e o ajustamento regulares, a verificação dos fios de interface e a lubrificação da máquina para melhorar a sua eficiência e evitar a avaria do circuito.

1.4.4 Instalação de um sistema completo

Se todo o processo de instalação estiver sob a supervisão do engenheiro de equipamento médico, o planeamento da manutenção do dispositivo pode ser melhor.

A execução de um programa de serviço e manutenção programado requer o seguinte:

- Inventário

- Todos os equipamentos do hospital devem ser registados por um sistema de registo na base de dados. Devem ser registadas na base de dados as informações relativas à localização da instalação, às reparações e à manutenção efectuadas, bem como os dados do fabricante.

- Definir as responsabilidades de manutenção

- o Estas tarefas são geralmente determinadas pelos consultores da empresa de fabrico.
  - Determinar os intervalos de manutenção
- o No catálogo do aparelho fornecido pela empresa, é sugerido o tempo de controlo periódico, mas em função do tempo de funcionamento da máquina, estes intervalos podem ser alterados por decisão das autoridades.
  - Pessoal
- o A equipa de engenharia médica comunica normalmente as tarefas de cada pessoa envolvida no dispositivo.
  - Sistema de lembretes
- o Para criar um espírito de equipa entre os funcionários, é essencial prever um sistema de lembretes.
  - Equipamento de ensaio específico
- o A equipa de engenharia médica necessita de equipamento de teste e de resolução de problemas para verificar o funcionamento correto e de testes eléctricos para garantir o funcionamento correto do dispositivo.
  - departamento técnico
- o A presença de uma unidade técnica completa no hospital é essencial.
  - Proteção

- Depois de a instalação estar completamente concluída, os resultados da proteção periódica devem ser tomados para garantir um registo seguro.

1.4.5 Planear a execução das tarefas do utilizador

As tarefas atribuídas aos utilizadores estão divididas em dois tipos, diárias e semanais, conforme descrito no Capítulo 2.

Estas tarefas são tabeladas.

1.5 Instalação do equipamento

Se o dispositivo for instalado corretamente, muitos problemas com o dispositivo serão reduzidos. Neste caso, a receção e o controlo da máquina são da responsabilidade do centro:

1.5.1 Funções e responsabilidades

Os serviços e unidades seguintes são responsáveis pelas tarefas que se seguem:

Controlador: Assegurar que o dispositivo é exato e completo.

Comprador: Selecciona, encomenda e carrega o dispositivo pretendido pelo destinatário e anuncia-lhe os detalhes da compra

Concessionário (fornecedor): Especificações do dispositivo de entrega do comprador, verificação da instalação atempada e prestação da formação necessária.

Carregar o transmissor: Assegurar que o dispositivo é expedido na totalidade e que a segurança é respeitada.

Destinatário: Preparar o local de instalação e verificar as suas especificações

Técnico no local: Assegurar a instalação correcta do dispositivo e a formação necessária para a sua manutenção

Armazém: Assegurar que o equipamento está completo e informar o comprador do dispositivo e inscrevê-lo na lista de bens do hospital

Utilizador: Assegurar a instalação, corrigir o funcionamento e receber e utilizar as instruções de utilização do aparelho.

1.5.2 Listas de controlo

Quando se recebe um equipamento, é necessário verificar as especificações e registá-las de acordo com a encomenda. Os resultados do registo dos itens verificados são feitos numa lista como a que se segue. Se necessário, pode copiar esta lista e utilizá-la para garantir a correcta instalação do equipamento.

Número do produto .... Localização do produto ....

Data de aceitação .... Data de expiração da garantia ....

Contrato de manutenção com a empresa ....

Tipo de dispositivo ....

Nome do dispositivo ....

Modelo da máquina ....

Número de encomenda...................... Número de série ....

Preço Data de receção.............................

Empresa de fabrico.......................................Revendedor / Fornecedor ....

Endereço do fabricante ....Endereço do agente ....

Fabricante do telemóvel.................................. Telefone ....

1.6 Restauração de equipamentos

Conselhos gerais de manutenção:

Antes de instalar a máquina, certificar-se de que as bases estão firmes e que o local de instalação é seguro.

Nunca puxe o fio para fora quando puxar o cabo de alimentação.

Certifique-se de que as baterias estão a funcionar com a bateria que está a carregar.

Não colocar o aparelho por baixo do soro.

Evite colocar o recipiente de soro, medicamento ou líquido no dispositivo.

Se o líquido for descarregado no aparelho e desligado das fichas, limpar com um gás seco. Se o líquido penetrar no aparelho, desligar o aparelho e contactar a unidade de dispositivos médicos.

Junte-os em círculos grandes (entre as palmas das mãos e os cotovelos) para montar os cabos do dispositivo, incluindo o cabo de alimentação e outros cabos.

Certifique-se de que o cabo de alimentação e os cabos do doente nunca caem por baixo do dispositivo e do doente.

Nunca puxe os cabos para cima ou para baixo e tenha cuidado ao ligá-los aos conectores correctos.

Ao deslocar-se, certifique-se de que os cabos não ficam pendurados no aparelho e que estão corretamente montados.

Não faça marcha-atrás ou marcha atrás quando deslocar o aparelho.

Nunca exponha o dispositivo à luz solar ou a luz intensa e certifique-se de que o doente não alcança o dispositivo e que este não está no caminho.

Para limpar o aparelho, primeiro desligue-o e utilize uma solução de água e álcool, devendo o gás impregnado com esta solução ter um teor de humidade muito baixo.

A maior parte do equipamento médico é utilizado para ventilar e arrefecer o corpo e as ranhuras do ventilador, por isso não cubra o corpo do dispositivo com nylon ou qualquer outro revestimento que impeça o fluxo de ar do dispositivo.

Capítulo 2

Princípios de manutenção do equipamento médico

2.1 Dispositivos electrónicos de diagnóstico

Os equipamentos examinados nesta secção são dispositivos de diagnóstico, que incluem sobretudo circuitos electrónicos. Os mais proeminentes destes dispositivos e equipamentos são os seguintes:

- Aparelhos de raios X (tomografia computorizada, radiografia, angiografia, mamografia)
- Dispositivos ultra-sónicos
- M.R.I
- Aparelhos de medicina nuclear
- Espirómetros
- Eletroencefalograma (EEG)
- Endoscópio
- Registador de tensão nervosa e muscular (EMG)
- Eletrocardiograma (ECG)
- Oximetria de pulso
- Clínica de aparelhos auditivos
- Detetor de luz ultravioleta

2.1.1 Aparelhos de raios X (tomografia computorizada, radiografia, angiografia, mamografia)

Aplicação:

Os aparelhos de raios X são utilizados para obter imagens dos órgãos do corpo e detetar fracturas nos ossos, como fixar fracturas e bloqueios dos pulmões. Estes aparelhos dividem-se em radiologia, mamografia, angiografia e tomografia computorizada, com base nas características da área de imagiologia (tipo e densidade dos tecidos) e na energia produzida pelos seus tubos de raios X.

Desempenho:

A natureza dos raios X produzidos pela ampola é a de ondas electromagnéticas de alta energia. Os electrões libertados pelo filamento da ampola (cátodo) encontram-se num forte campo elétrico produzido por uma fonte de alimentação de alta tensão e, após colisão com o alvo (ânodo), devido à deslocação dos níveis de energia do alvo, os fotoelectrões são removidos da ampola a alta velocidade. Dependendo da força de penetração do feixe de electrões (intensidade de tensão), a taxa de absorção nos tecidos varia com diferentes densidades. Os feixes de electrões do aparelho de radiologia são geralmente de elevada energia e atravessam facilmente os tecidos moles e absorvem o osso. Após a passagem do feixe pelo tecido e o enfraquecimento da sua energia devido à absorção, o resto deve ser registado pelo detetor, seja por película radiográfica ou por sensores electrónicos. A formação da imagem ocorre com a velocidade do seu vídeo. A imagem é captada nos pixéis do compositor. Este efectua o processamento necessário e as definições de contraste e resolução do valor de diagnóstico. Nas fotografias tiradas com aparelhos de raios X, normalmente os ossos são mostrados a branco, porque os fotoelectrões de menor energia atingem a película sob a cama do doente, resultando num menor escurecimento da película.

No caso dos tecidos moles, o oposto é verdadeiro: os fotoelectrões deixam pouca energia no tecido, ou, por outras palavras, o número de mais fotões do tecido mole atinge a película e esta fica escura. Assim, se quisermos fotografar com um aparelho de baixa densidade e de infravermelhos próximos com uma máquina de raios X, devemos utilizar uma radiação com menos energia do que a radiológica para melhorar o contraste das imagens. A máquina de mamografia funciona na mesma base. As imagens radiográficas com outras imagens de raios X têm uma diferença fundamental: nas radiografias, a cabeça do aparelho está numa direção e obtêm-se imagens bidimensionais, enquanto noutros métodos (TAC, mamografia), devido ao movimento do aparelho, obtêm-se imagens tomográficas tridimensionais e 3D à volta do doente. Além disso, na angiografia (cardiografia), uma vez que os vasos dos tecidos moles são considerados como imagens, utiliza-se a injeção de iodo nos vasos sanguíneos para obter um melhor contraste e separar os vasos dos outros órgãos. Ao trabalhar com estes dispositivos, o utilizador deve certificar-se de que as condições de segurança são cumpridas e que o engenheiro supervisor está presente.

Modos de imagem em tomografia computorizada:

a. Vista do escuteiro:
A qualidade da imagem é muito baixa e assemelha-se à imagem de radiologia. Neste modo, o gerador de raios X e o detetor de feixe são fixos e a cama move-se lentamente. A imagem bidimensional é obtida para compreender melhor a posição dos órgãos do corpo.

b. Modo axial:
Neste modo de captação, as camas estão estacionárias e o tubo e o detetor movem-se para obter uma imagem de um único corte do corpo. Durante a aquisição de imagens, o doente não deve respirar.

c. Modo helicoidal :
É também conhecido como modelo em espiral. Nesta imagem, em simultâneo com o movimento do gerador de raios X e dos detectores, o leito move-se para obter um exame em espiral. Neste modo de imagem de alta velocidade, existe a possibilidade de detetar agentes de contraste para imagens de angiografia por TC.

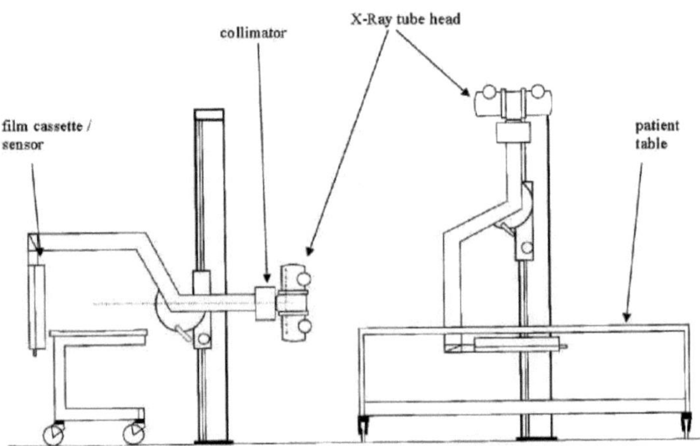

2.1.1. Esquema do sistema de imagiologia por raios X

Resolução de problemas em aparelhos de raios X:

Error type	probable cause	Solutions
The X-ray tube will not turn on	Main power supply not connected	1. Check all sockets connections. 2. If it fails, replace it with a suitable sample. 3. Make sure the main power supply is functioning properly. 4. If the wires are not connected, contact the technician for re-wiring
The power supply is plugged in, but the tube does not light up	1. The security switch is on. 2. The cable has a problem. 3. Internal fault in the tube.	1. Check the security key. 2. Make sure the cable is healthy. 3. Call the service server.
The image quality is low	X-ray tube has difficulty	In order to re-adjust the tube specification, keep the relevant technician in check.
The bed does not move	1. There is a problem with the engine or flat cable. 2. Problem in control circuit 3. Fuse or safety key	1. Check all cable connections. 2. Check the fuse or switch. 3. 3. Refer to the device technician
Electric shock in the device	Defective electrical system	Separate the device and disconnect the electrical technician as soon as possible.

Lista de verificação de manutenção de raios X (para utilizadores):

Daily tasks	
Cleaning	• With a dry cloth, remove dust from the head of the machine Avoid placing any foreign objects on the device.
Visually viewed	• Make sure all devices are connected to the device • Make sure the cables are not tangled together
Review function	• Turn on the power supply and make sure that the indicators are turned on

Weekly tasks	
Cleaning	• Clean the dust on the device and the room • In case of cable failure, notify the socket or outlet • Check all handles, wheels and keys
Visually viewed	• Check the lead cover (collimator) • Make sure the bed is healthy, film holder and radiant filters • When the device is off, connect the lead cover of the device and see the beam in on
Review function	• Check the collimator piece and replace it if necessary

Monthly tasks
• Every six months, a technical technician must check the device.

2.1.2 Dispositivos ultra-sónicos

Aplicação:

Os aparelhos de ultra-sons (ecografia) são utilizados para captar os órgãos internos de um organismo. As ondas ultra-sónicas que transportam energia mecânica são geradas por uma sonda de ultra-sons (transdutor). Estas sondas estão disponíveis numa variedade de formas e tamanhos, cada uma das quais é utilizada para aplicações específicas. Estes dispositivos podem ser utilizados em ginecologia, radiologia e cardiologia. Para registar imagens a partir de uma impressora que é utilizada no dispositivo incorporado. Ao contrário da imagiologia por raios X, a imagiologia por ultra-sons não representa qualquer perigo para um indivíduo.

Desempenho:

Dentro da sonda de ultra-sons, existe um cristal que gera ondas ultra-sónicas de alta frequência e as dirige para o corpo. Após a colisão destas ondas com o tecido alvo e a absorção de alguma energia das ondas, o resto é refletido e registado pelos receptores da sonda. Com base na diferença de velocidade e intensidade da varredura da onda, são formados os dados da imagem bruta, que são gerados pelo processamento da imagem final pelo programa de computador. Este dispositivo permite ao utilizador medir as propriedades físicas da textura e efetuar algum pré-processamento na imagem final para o utilizador.

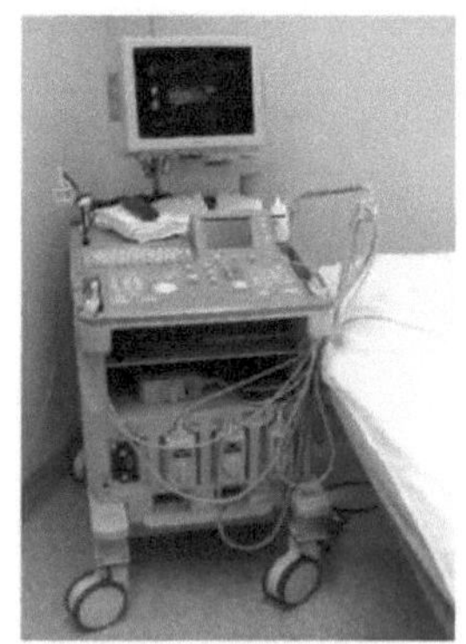

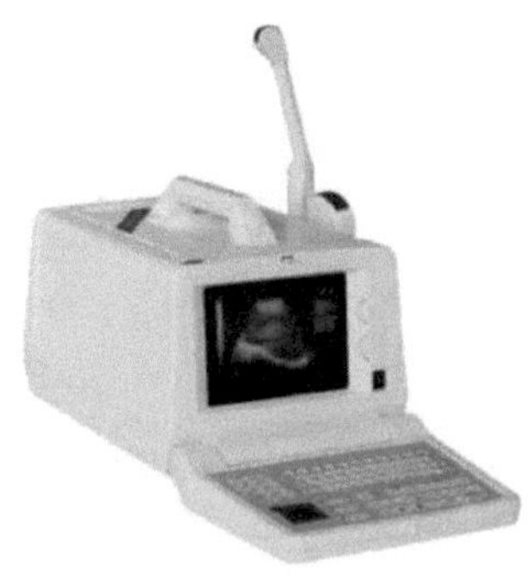

2.1.2. Sistema ultrassónico

Resolução de problemas em aparelhos de ultra-sons:

Error type	probable cause	Solutions
The device will not start up	1. No main power supply 2. Communication is difficult	1. . Check the source is on. 2. Make sure the fuse is safe. 3. Make sure the device's power supply is safe using the available equipment. 4. 2. Use the alternative cable. 5. Announce the device's technical user.
The fuse burns regularly	Connected to a communication cable or power supply problem.	Tell the tech user about the device.
Probe head is damaged or damaged	Probability of the internal problem in the device	If necessary, change the probe or call the server of the device.
Image quality is low	1. Inadequate ultrasound gel 2. Device control settings are not set correctly. 3. The main voltage of the device is very low. 4. There is a problem with the probe or display	1. Use more ultrasound gel. 2. Adjust the controllers to the correct position and function values (refer to the instructions) 3. Use a voltage stabilizer. 4. Tell the technician of the device.
Error on display or computer	Software error	Restart the system once. If the problem persists, inform the technician to install the software again.
Electrical shock in the device	Problem in wiring	Turn off the system and go straight to the electrician.

Lista de verificação de manutenção de dispositivos de ultrassom:

Daily tasks	
Cleaning	• Remove dust from the outer surfaces of the machine. • Avoid putting any external device on the machine. • Use a soft, alcohol-free cloth to clean the probe. • The parts of the device are proven to be in place.
Visually viewed	• The cables do not come together and the probe is in place.
Review function	• If you are going to use the device during the day before doing a clinical imaging, check it out by doing a simple job with it.
Weekly tasks	
Cleaning	• After removing the appliance, wipe it with a damp cloth, wheels, handles and outer parts. • Drain the external filter with care and sharpen it and dry it.
Visually viewed	• Make sure that the twin screw is tight. • Check the main cable to be sure that it does not snap.
Review function	• Check your performance by doing a simple job with the device.

Monthly Checklist
Every six months, a technical technician must check the device.

2.1.3 Dispositivos de RMN

Aplicação:

A ressonância magnética ou MRI é uma das técnicas de imagiologia clínica que é importante devido à capacidade de ajustar o contraste das imagens através da aplicação de mais impulsos por unidade de tempo. Esta técnica de imagiologia é utilizada para detetar todos os tipos de doenças anatómicas no corpo e para o visto no pescoço e na região cardiovascular.

Desempenho:

As bobinas magnéticas que rodeiam o aparelho são responsáveis pela produção do campo magnético. Ao libertar ondas de radiofrequência (RF) da bobina (bobina) e introduzindo os seus impulsos no corpo, e como resultado da colisão destas ondas com as moléculas de água no corpo, os protões do átomo de hidrogénio acoplado mudam, e após algum tempo voltam novamente ao estado inicial Quando voltam ao estado original, é libertado um impulso eletromagnético dos protões, que é registado pelo enrolamento do recetor, os dados necessários para gravar a imagem. Estes aparelhos são classificados de acordo com a intensidade do campo magnético produzido. Os tipos mais comuns são os de 1,5 Tesla e 3 Tesla.

Embora este tipo de imagiologia utilize ondas não ionizantes para a obtenção de imagens e tenha a propriedade menos invasiva, existem considerações a ter em conta. Pessoas com histórico de implante de platina ou pacientes cardíacos com um trampolim inserido no vaso devem discutir o assunto com o médico antes de tirar a foto.

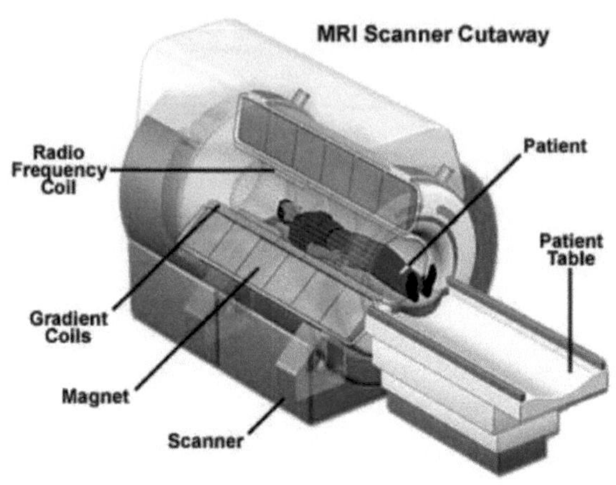

2.1.3. Sistema de RMN

Resolução de problemas em dispositivos de RMN:

Error type	probable cause	Solutions
Error in magnetic device coil	1. The appliance's helium system (helium) does not work; the helium storage device is completed. 2. Technical failure in the ventilation system and temperature rise	When the device's helium storage reaches 70%, contact your server company to schedule recharging.
The system turns on/off regularly	Connecting to a cable or a problem with briquettes	The technician must check the disconnect switches and replace them if they are defective.
Low quality in pictures due to any defects in the images	Problem in RF wave coils	Coils are regularly controlled by a technician. Contact the server company if there is a problem.
Error on display or computer	Software error	1. Use more ultrasound gel. 2. Adjust the controllers to the correct position and function values (refer to the instructions) 3. Use a voltage stabilizer. 4. Tell the technician of the device.
Error on display or computer	Software error	Restart the system once. If the problem persists, inform the technician to install the software again.
Electrical shock in the device	Problem in wiring	Turn off the system and go straight to the electrician.

Segurança dos aparelhos de ressonância magnética (utilizadores, técnicos):

Users and patients
• A constant magnetic field can affect sensitive magnetic devices like heart batteries, and can also affect tapes, credit cards, and cell phones. • Do not allow any medical device or medical device made of non-ferromagnetic materials to be introduced unless previously inspected and labeled MRISAFE with full resolution. Use wheelchairs and non-ferromagnetic beds. The patient's needles should be non-magnetic. The patient and his entourages are checked for carriage of metal objects such as keys, bolts, sharp objects and decorative objects such as necklaces and pins before entering the room.

2.1.4 Sistema de imagiologia em medicina nuclear

Aplicação:

As técnicas de imagiologia em medicina nuclear existem desde 1936. A base destes aparelhos é o registo dos fotões emitidos pelos medicamentos radioactivos injectados no doente. Um dos métodos mais importantes é o SPECT (câmara gama) e o PET. É importante fornecer uma técnica de imagiologia fisiológica para o exame fisiológico dos tecidos. Para aplicações anatómicas e fisiológicas, recorre-se por vezes à compilação de imagens. Estes aparelhos incluem geralmente duas secções de cavalaria e uma consola. Todos os componentes electrónicos, os circuitos do registador de impulsos e a fonte de alimentação estão localizados na consola, e um colimador, um tubo de reprodução fotónica e um detetor de cristais estão localizados na Gentry.

Uma das utilizações deste método de imagiologia é ajudar o médico a diagnosticar estenoses das artérias coronárias, como curar o coração, exames ao fígado e aos rins, tumores cancerígenos e muitos outros. O exame de cada parte do corpo requer a utilização de um rádio específico com um traçador para atingir o tecido desejado. Em muitos exames em Espectroscópios e PATs, é comum a utilização de rádio fluorescência de tecnécio e fluoreto.

Desempenho:

A imagiologia médica nuclear utiliza radiofármacos gama ou positrões para a obtenção de imagens. Os passos para efetuar um exame incluem, resumidamente:

- Introduzir o radiofármaco no corpo do doente
- Remoção de fotões dispersos por um colimador
- Transformação do fotão em luz visível no cintilador
- Duplicação de fotoelectrões por Dynode e PMT
- Recolher o sinal analógico de saída do PMT através de uma placa eletrónica
- Processamento de dados de projeção por computador e aplicação do filtro de retroprojeção e reconstrução de imagem

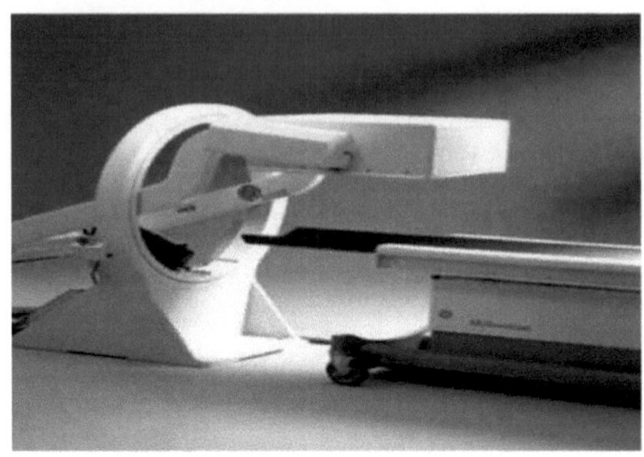

2.1.4. Sistema de medicina nuclear

Resolução de problemas de dispositivos de medicina nuclear:

Error type	**probable cause**	**Solutions**
Lack of uniformity in output images	Moving the photographic location and improper reproduction in the photonic reproduction tube	The high-voltage power supply technician checks for the high voltage connected to the photonic reproduction tube and measures the output ramp.
The quality of the output images is low	1. Low dose of radio injecting drug 2. There is an error in the collimator	1. Check the permissible dose of injected by the physician of the respective physician 2. Calibrate the collimator again by the server
Low quality images due to artifacts in pictures	Not setting the machine's rotation center	Contact service provider

Lista de verificação da manutenção de máquinas de medicina nuclear (utilizadores comuns e técnicos):

Daily tasks	
To technician	• Check the peak of the photon plunger output energy • Duplication uniformity test • Ray sensitivity test • The radioactive substance should be launched in the appropriate shield • The collimator is very fragile, avoid placing accessories on it.
To user	• Observe the minimum operating time, maximum distance from the device and the use of proper protection during use • Never use alcohol to clean the head of the appliance, as it causes temperature changes in the crystal.
Weekly tasks	
Cleaning	• Spatial resolution test (resolution) • The linearization of propagation in photon plunger tube

Monthly tasks
• Calibrate the machine's rotation center • Measure the characteristics of radioactive absorption with a phantom
Yearly tasks
Collimator test

2.1.5 Espirómetro

Aplicação:

Este aparelho será utilizado no diagnóstico de arritmias respiratórias, tosse, pieira, estudos sobre o consumo de tabaco, etc.

Desempenho:

Este dispositivo é medido com uma determinada resistência fixada no interior do tubo. O espirómetro mede a resistência através da matriz, utilizando uma matriz de flutuações de pressão com a pressão do ar. A perda de compressão durante os períodos relativamente curtos de resistência é proporcional ao fluxo de ar. Quanto maior for o caudal de ar, maior será o estado turbulento e, neste caso, a queda de pressão é maior do que a resistência do fluxo. A precisão das medições é a mais elevada no caso em que o padrão de fluxo de ar, linear, e a comunicação de fluxo é linear.

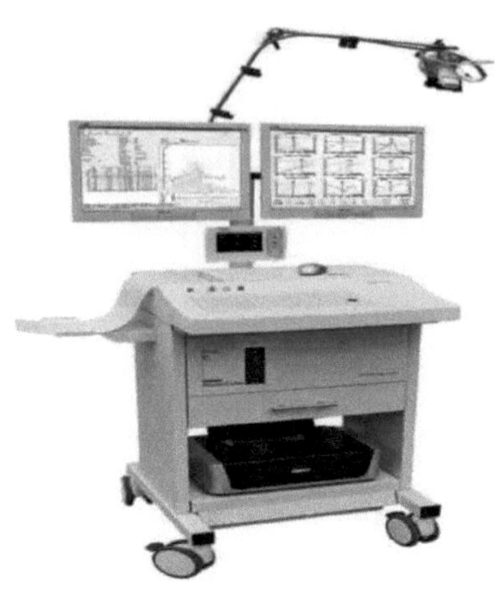

2.1.5. Sistema espirométrico

Resolução de problemas de aparelhos espirométricos:

Error type	probable cause	Solutions
The device will not start up	1. The batteries have been damaged. 2. Batteries are not in place. 3. The key is not turned on / off for 2 seconds.	1. . Replace new batteries. 2. Install the batteries according to the instructions of the device. 3. Hold the power button for at least 2 seconds.
After the device is turned on, the alarms are heard three times	The device is inactivated.	Call the service provider.
After the device is turned on, the message "Self-test failed" is displayed	Probability of the internal problem in the device	Restart device once or call the server of the device.
Each time the device is turned on, you will encounter a history setting message	Problem in internal power source	Call the service provider.
After launch, you will encounter the "Please Insert Speritte Correctly" message.	Check the Speritte position	Ensure the correct connection of the triangular connector of the spirometer with the spray.
When the device is turned on, the message "device self-test error # 25" appears	Probability of the internal problem in the power supply	Restart device once or call the server of the device.

Listas de controlo para a manutenção do espirómetro:

Daily tasks
• The user has to correctly skip tests that are more than 120% of the predicted value. Especially when the values in a small time period grow a lot. • Displaying the volume curve in real time on the LCD screen during testing and drawing all the respiratory curves in the output print in accordance with the ATS standards for error detection.
Weekly tasks
• The sudden rise of a patient's results in two consecutive tests, from 70% to 90%, improves the probability that the device is in error.

Monthly tasks
Every six months the service provider must check the device.

2.1.6 Eletroencefalograma (EEG)

Aplicação:

Será utilizado para detetar doenças cerebrais como a doença de Alzheimer, tonturas, lesões cerebrais e estudos de tumores.

Desempenho:

As células cerebrais estão associadas à criação de impulsos em conjunto. Primeiro, o doente é colocado numa cama ou cadeira, depois os eléctrodos são colocados à volta da cabeça e tocados pelos fios ligados ao aparelho de escalada.

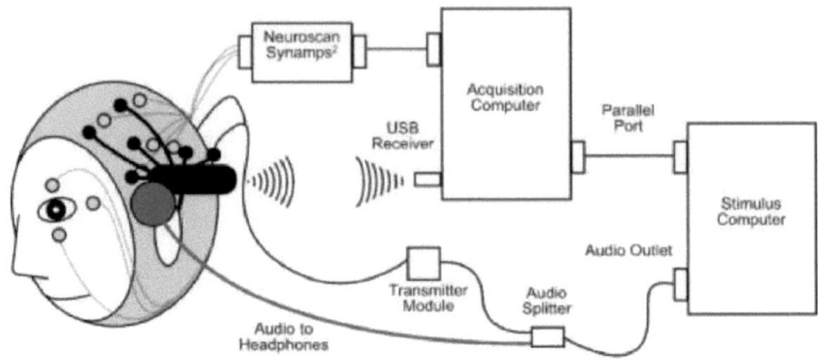

2.1.6. Partes do sistema EEG

Resolução de problemas de dispositivos EEG:

Error type	probable cause	Solutions
The device turns on, but the corresponding channel is not found	1. The machine's ink has ended in error. 2. Ink path is blocked. 3. The Pen does not connect.	1. Check ink automatically. 2. Check the ink flow path in the tube. 3. 3. Check the car is not upside down.
Signal is interrupted	The Pen does not connect.	Make sure you have paper on the machine and then check the auto.
The quality of the recorded signal is low and noise	Mechanically or Electrically problem	Set the position of the selector and land all the components of the device.

Listas de controlo de manutenção EEG:

Daily/weekly tasks	
Cleaning	• Disinfect and dry the ink after each use. • Do not put any external devices on the machine.
Visually viewed	• Make sure all parts of the machine are connected. • Check the patient's electrodes.
Review function	• Check your performance by doing a simple job with the device.
Monthly tasks	
Every six months the machine is checked by a technical technician.	

2.1.7 Endoscopia

Aplicação:

Este dispositivo tem um par de funções, incluindo:

1- Artroscopia: Endoscopia das articulações e dos ossos
2- Broncoscopia: Endoscopia dos pulmões
3- Colonoscopia e sigmoidoscopia: Endoscopia do intestino grosso
4- Cistoscopia e ureteroscopia: Endoscopia do sistema urinário
5- Laparoscopia: Endoscopia abdominal ou pélvica
6- Endoscopia digestiva alta para visualização do esófago e do estômago

Desempenho:

O endoscópio é um tubo flexível que está equipado com uma câmara e que o médico especialista introduz no corpo do doente e examina integralmente os componentes e os respectivos membros do doente. O dispositivo entra no corpo através da incisão do corpo ou através da boca ou do ânus. Embora este procedimento tenha muitos efeitos secundários, os benefícios são maiores. O bocal de ar e a água fluem através do bocal.

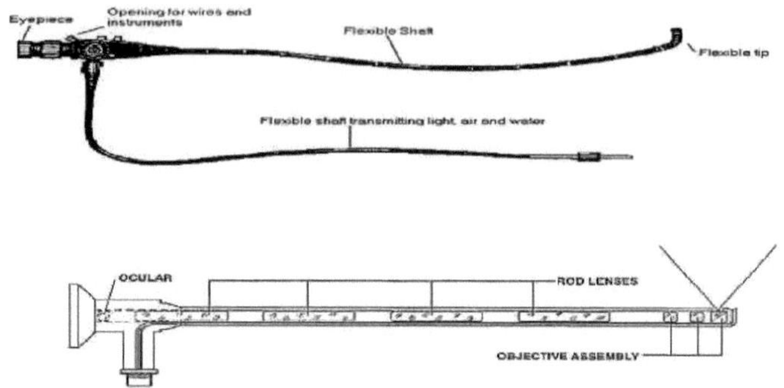

2.1.7. Sistema de endoscopia e suas partes

Resolução de problemas de dispositivos endoscópicos:

Error type	probable cause	Solutions
There is no flow of air or water inside the tube	1. The air nozzle or water is blocked. 2. Screw nozzles are loose.	1. Open the nozzle and clean the inside of the pipe. 2. Check that there is no corrosion of the pipe. Notify your device technician.
The endoscope tube has a leak	Definite in the pipe path	Inform the technical technician.
Image quality is low and noise	The presence of water or other liquids in the dry areas of the display	Use a leak test every time.

Listas de controlo da manutenção do endoscópio:

Daily tasks	
Cleaning	• Disinfect and dry the device after each use. • Do not put any external devices on the machine.
Visually viewed	• Make sure all parts of the machine are connected. • Check the cable for any damage.
Review function	• Check your performance by doing a simple job with the device.

Weekly tasks	
Cleaning	• Disinfect and dry the endoscope every week. • Perform a leak test in accordance with the plant's instructions.
Visually viewed	• Check the optical system thoroughly. • Check the cable for any damage.
Review function	• Check your performance by doing a simple job with the device.

Monthly tasks
Check the device every sex month by technician

2.1.8 Eletromiograma (EMG)

Aplicação:

Este dispositivo será utilizado para investigar a fraqueza, a disfunção muscular, os danos neurológicos e os testes de causalidade nos doentes.

Desempenho:

Para registar a atividade eléctrica do músculo entre os dois lados e em repouso, os eléctrodos de agulha são mergulhados na região e o sinal elétrico pode ser registado ligando os neurónios ao neurónio.

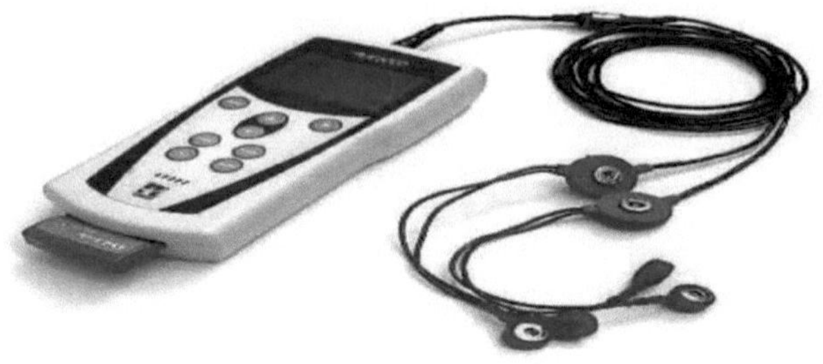

2.1.8. Sistema EMG

Resolução de problemas de dispositivos EMG:

Error type	**probable cause**	**Solutions**
Control room software is suddenly closed and the error "d3dx9_42.dll is missing" occurs.	The latest version of DirectX software is not installed on the computer.	Update your PC
After the software is launched, the value of '-1' error is not valid for 'emSize'.	Error in computer screen settings	In Control Panel> Display, set the page size to less than 100%.
The signal taken from the device does not match the patient's profile.	1. No proper connection of the electrodes 2. Dry and dull sick skin 3. Do not connect the device to the computer	1. Make sure that the electrodes are connected. 2. Choose the right area of the skin. 3. Make sure to connect the cable harness (gray) to the device.
The EMG signal taken is jumpy and unstable.	The effect of radio signals on the device or the distance between the device and the patient from each other	As far as possible, the patient should be close to the device and any communication devices should be disconnected from the device.
The beep is heard continuously and can be heard for about 10 seconds.	Restart the device	Make sure that the battery is charging or contact a technical technician.

Listas de controlo de manutenção do EMG:

Daily tasks	
Cleaning	• Clean any dirt and any other equipment from the machine.
Visually viewed	• Check the battery charge, connection cables and electrodes.
Review function	• Make sure that the machine is properly printed.

Weekly tasks	
Cleaning	• Clean the head of the appliance.
Visually viewed	• Check sockets and electrodes and replace them in case of malfunction. • Check the cable for any damage.
Review function	• Check battery performance. • Check the device calibration.

Monthly tasks
Check the device every sex month by technician

2.1.9 Eletrocardiograma (ECG)

Aplicação:

Este dispositivo é utilizado para monitorizar doenças cardíacas, como o aumento e a diminuição da frequência cardíaca, lesões cardíacas, estudos cardíacos, etc.

Desempenho:

A atividade eléctrica do coração é medida utilizando eléctrodos que são colocados na pele.

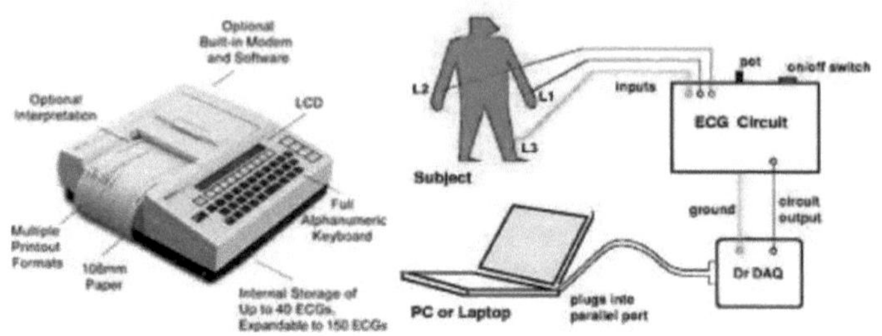

2.1.9. Sistema ECG (esquerda) , Esquema de ligação das peças

Resolução de problemas em dispositivos de ECG:

Error type	probable cause	Solutions
The ECG signal has errors and jumps.	Device ground is not set correctly.	1. Use the battery. If there was still an error, check the device's land. 2. Calibrate the device from another external source with specified ground.
The signal is only in one or two channels with errors.	Check the connection of the electrodes on the patient	Check the cable to the patient with a tester. Check the expiry date of the electrodes. In case of expiration, notify a technical technician.
The paper does not leave the machine	Not installing the correct paper	Refer to the device's instructions.
The print signal is not uniform and clearly insufficient	Problem in the head of the device	1. Check the temperature and head position. 2. Clean head with Head cleaner. If it's not true, change the head

Listas de controlo de manutenção do ECG:

Daily tasks	
Cleaning	• Clean any dirt and any other equipment from the machine.
Visually viewed	• Check the battery charge, connection cables and electrodes. • Check the device calibration with a 1mV pulse.
Review function	• Check the device's base line constant. • Make sure you have sufficient clarity in the printer.

Weekly tasks	
Cleaning	• Clean the head of the appliance.
Visually viewed	• Check sockets and electrodes and replace them in case of malfunction. • Check the cable for any damage.
Review function	• Check battery performance. • Check the device calibration.

Monthly tasks
Check the device every sex month by technician

2.1.10 Oximetria de pulso

Aplicação:

É utilizado para medir a saturação de oxigénio do sangue.

Desempenho:

A medição do oxigénio na hemoglobina do sangue é feita utilizando um sensor de luz visível ou invisível e o posicionamento do dedo na sonda. O teor de oxigénio medido é apresentado como SpO2 saturada.

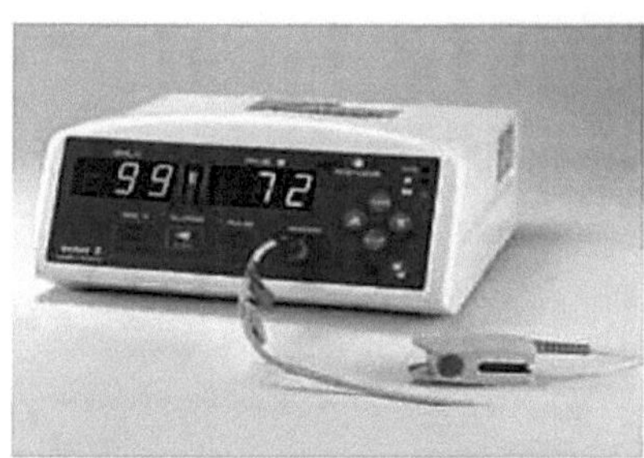

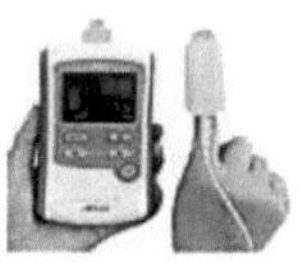

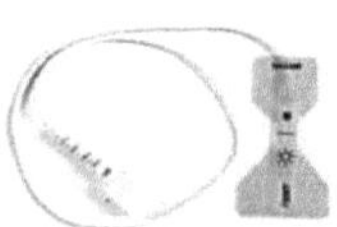

2.1.10. Sistema de oximetria de pulso

Resolução de problemas de dispositivos de oximetria de pulso:

Error type	probable cause	Solutions
The device will not start up	1. It does not reach the power input. 2. Batteries have been discharged. 3. 3. Error in communication cables	1. Check the device's power and replace it if it fails. 2. Replace the battery. 3. Call a technical technician to replace the cable.
SpO2 pulse rate is not good	1. The probe is not correct. 2. There is no connection between the probe and the oximetry.	1. Install the sensor on the device. 2. Tell the technical technician.
An error message is displayed on the display	Error in control circuit or probe	Refer to the technician.

Listas de controlo de manutenção do ECG:

Daily tasks	
Cleaning	• Clean any dirt and any other equipment from the machine. • After each use, clean the probe with alcohol.
Visually viewed	• Check all parts of the device. • Check the cable for any damage.
Review function	• Check your performance by doing a simple job with the device.

Weekly tasks	
Cleaning	• Remove the appliance and dry it with a damp cloth. • After each use, clean the probe with alcohol.
Visually viewed	• Check all parts of the device. • Check the cable for any damage.
Review function	• Check your performance by doing a simple job with the device. • Check probe alarms.

Monthly tasks
Check the device every sex month by technician

2.2 Dispositivos terapêuticos

Os dispositivos mais frequentemente utilizados na área de tratamento incluem:

- Aparelho de radioterapia
- Dispositivo de aspiração
- Nebulizador
- Dispositivo laser de baixa potência

2.2.1 Radioterapia

Aplicação:

A radioterapia é utilizada para tratar cancros e tumores com radiação ionizante.

Desempenho:

A radioterapia é utilizada para tratar a doença através da utilização de gotículas penetrantes, tais como raios X, a-a e beta-hematopoiese, que são transmitidas a partir do dispositivo ou são marcadas com medicamentos que contêm medicamentos marcados. A radioterapia é a utilização de radiações ionizantes para eliminar ou minimizar os tecidos cancerosos. Neste método, os danos no ADN das células na área de tratamento (tecido alvo), a destruição e o crescimento e divisão das células tornam-se impossíveis. Embora a disseminação das células cancerosas para as células saudáveis também afecte a maioria das pessoas saudáveis, estas recuperam. O objetivo da radioterapia é eliminar o máximo de células cancerosas com o mínimo de danos nos tecidos saudáveis.

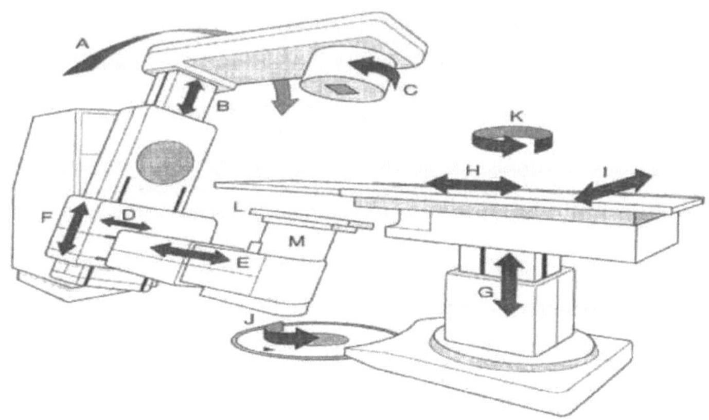

2.2.1. Radioterapia

Resolução de problemas em aparelhos de radioterapia:

Error type	probable cause	Solutions
The device will not work	1. Power supply problem 2. Error in electrical cable 3. Internal wiring defect	1. Check multi-meter power supply with proper specifications. 2. Change cable (refer to technical technician) 3. Refer to the service server.
Error in treatment plan (Treatment Planning)	1. The patient's wrong position or head of the device 2. The parameters entered for the tumor in the program are incorrect.	1. Calibrate the device to re-set the SSD, SID again. 2. Reset the parameters.

Listas de controlo de manutenção de radioterapia:

Daily/weekly tasks	
Cleaning	• If a radioactive substance is used, do not throw the substance on the machine.
Visually viewed	• Before using the radioactive substance should be appropriate in the shield
Review function	• The collimator is not cracked.
Monthly tasks	
Every six months, device calibration is done by the Atomic Energy Organization or authorized companies.	

2.2.2 Aspiração

Aplicação:

Estes dispositivos são utilizados para remover o excesso de fluidos da área cirúrgica e no bloco operatório, no internamento e nas urgências.

Desempenho:

A aspiração dos líquidos é feita por uma bomba que recebe energia de um motor elétrico. Ao criar uma pressão negativa no tubo, os líquidos são aspirados para dentro do depósito.

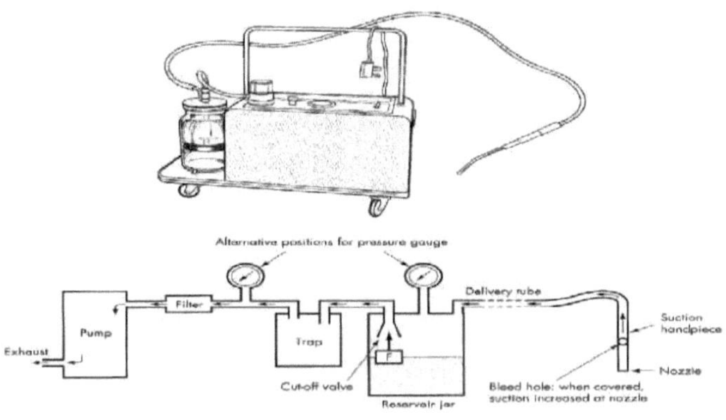

2.2.2. Peças de aspiração

Resolução de problemas de dispositivos de sucção:

Error type	probable cause	Solutions
The device will not start up	1. Power supply problem 2. The fuse is burnt. 3. Error in electrical cable 4. Internal wiring defect	1. Check multi-meter power supply with proper specifications. 2. Change the fuse with the appropriate sample. 3. Change cable (refer to technical technician)
Low suction and suction pressure flush	1. Leakage or incorrect connection in pipe or fittings 2. Outlet air valve is blocked. 3. The control valve has been damaged. 4. Internal error probability	1. Find the leak by bending the pipe and capping it. Replace the pipe if necessary. 2. Clean the outlet valve. 3. Refer to the server for repair.
The suction flush of the device is poor and the pressure of the compartment is high	The filter or suction tube is blocked	Cut off all pipes at a moment. With air flow stops, the air is blocked

Listas de controlo da manutenção da aspiração:

Daily tasks	
Cleaning	• Remove dust from the compartment and re-cover the device. • Clean the patient and the compartment with a wash tube.
Visually viewed	• Spare parts and filters are in place. • Clean filter.
Review function	• Be sure to check the correct functioning of the machine before using it.

Weekly tasks	
Cleaning	• Draw the device from the power outlet and remove any dirt from the machine with dry linen fabric. • Remove any additional obstacles on the wheels and moving parts of the machine.
Visually viewed	• Check the power supply to have all the correct connections closed. • In the case of a cable or socket failure, replace it.
Review function	• Check the vacuum chamber, switches and controller.

Monthly tasks
Check the device every sex month by technician

2.2.3 Nebulizador

Aplicação:

Este dispositivo é utilizado para tratar doenças respiratórias estenosantes.

Desempenho:

Os princípios gerais do nebulizador centram-se na utilização de oxigénio, ar comprimido e ondas ultra-sónicas para remover partículas de pó muito finas dos pulmões. As partículas são normalmente removidas por inalação de gás para os pulmões. Com a energia ultra-sónica, as partículas maiores podem ser decompostas em partículas mais pequenas.

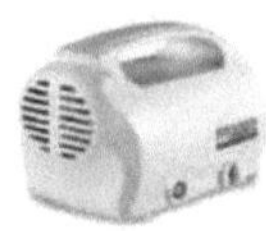
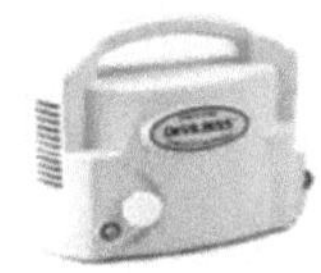
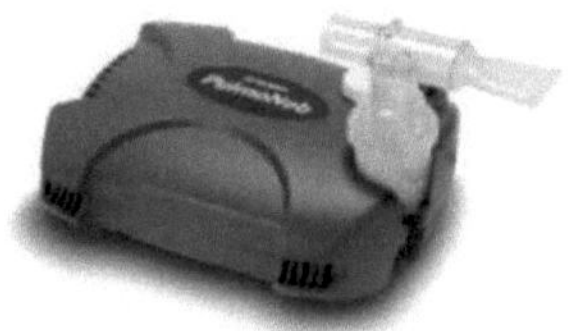
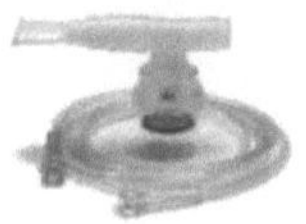

2.2.3. Dispositivos de nebulização

Resolução de problemas de dispositivos de nebulização:

Error type	**probable cause**	**Solutions**
The device will not start up	1. Power supply problem 2. Fault in cable	1. Check multi-meter power supply with proper specifications. 2. If you need technical technician.
The output flux of the device is very weak.	1. The filter is blocked. 2. The tube is twisted or the nebulizer compartment is blocked. 3. The pump tube is worn. 4. The compressor is leaked or blocked.	1. Clean the filter. 2. Fully connect the pipe and clean the compartment. 3. Replace the pipe. 4. Remove any blocking material or contact a technical technician.
The amount of misting is insufficient.	1. Output settings are not correct. 2. The opening of the device has cracking. 3. Internal error	1. Check the settings according to the instructions. 2. Change the mouth. 3. Contact the technical technician.
Emergence of electrical shock	Defective electrical system	Refer to the technician

Listas de verificação de manutenção do nebulizador:

Daily tasks	
Cleaning	• Clean the injection chamber and spigot. • Remove dust from the compartment and re-cover the device.
Visually viewed	• Spare parts and filters are in place. • Check all pipes and valves not to be blocked.
Review function	• Be sure to check the correct functioning of the device before using it.

Weekly tasks	
Cleaning	• Draw the device from the power outlet and remove any dirt from the machine with dry linen fabric. • Clean the filter and compartment air compartment.
Visually viewed	• Check the pipe and replace it in case of malfunction. • In the event of a cable or socket failure, replace it.
Review function	• Be sure to have enough mucus before using it. • The compressor should not cause excessive noise when working.

Monthly tasks
Check the device every sex month by technician

2.3 Dispositivos de Obstetrícia e Ginecologia

Os equipamentos maternos e maternais mais importantes são:

- Incubadora de bebés
- Sonokid (Localizador fetal)
- Espéculo
- Sonda vaginal
- Cama de exame para parteiras

2.3.1 Incubadora de bebés

Aplicação:

Este dispositivo é utilizado para manter constante a temperatura do corpo do bebé, manter constante a humidade do corpo do bebé e regular o fornecimento de oxigénio ao bebé.

Desempenho:

O ar no interior da câmara é processado antes de ser aplicado ao bebé. O colchão onde o bebé é abraçado é completamente coberto por uma cobertura de plástico transparente. A temperatura no interior da incubadora aumenta através de um elemento de aquecimento (aquecedor) por baixo do colchão. A temperatura do ar é monitorizada pelo sensor de temperatura no interior do aparelho e é regulada pelo comando de controlo que chega ao dissipador de calor.

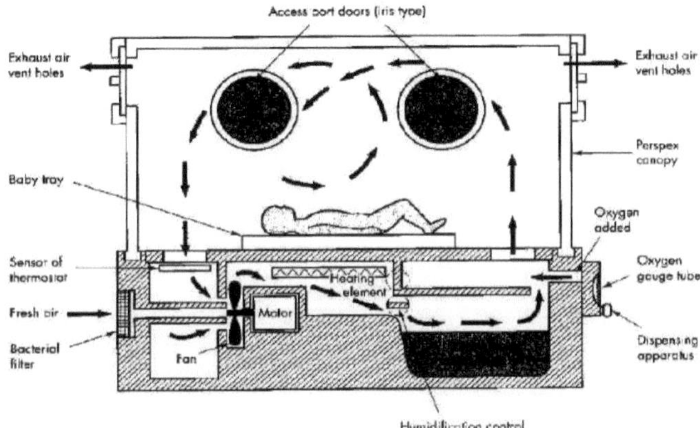

2.3.1. Sistema de incubadora para bebés

Resolução de problemas da incubadora para bebés:

Error type	probable cause	Solutions
The device will not start up	Fault in the main cable	Check the key is on. If it fuses, replace it with a suitable sample.
The fuse regularly burns	Error in power supply	Contact a technical technician.
The alarm system does not work.	The battery has been ran out of	Charge the battery or replace it
Non-correct temperature setting	1. The temperature sensor has been damaged. 2. The Incubator is exposed to direct sunlight or near a fan. 3. The problem in the ventilation system of the device	1. Check the temperature probe and sensor connections. 2. Install the device in proper condition. 3. Contact technical technician.
The device does not heat up, despite the indicator being lit.	The problem with Heater Element	If possible, replace the burned element. Tell the technician of the device.
Electrical shock	Technical error	Contact to the technician

Listas de verificação da manutenção da incubadora:

Daily tasks	
Cleaning	• Wipe dry dirt with cotton cloth and re-cover the appliance.
Visually viewed	• Make sure all components are safe.
Review function	• Remove the drainage water and refill it with sterilized water.

Weekly tasks	
Cleaning	• Drain the appliance and wipe it with a dry linen cloth. • Clear the air filters or replace if necessary.
Visually viewed	• Check the main power socket screw. • Check all controllers and sensors.
Review function	• Check the oxygen sensor and thermometer readings and replace them in case of malfunction.

Monthly tasks
Check the device every sex month by technician

2.3.2 Sonokid (Localizador de bebés)

Aplicação:

Este dispositivo é utilizado para detetar o ritmo cardíaco do feto.

Desempenho:

Em primeiro lugar, ligar a sonda ao aparelho, tendo em conta a direção da tomada, e depois rodar o parafuso para a direita para ligar o aparelho. Para aumentar ou diminuir o som do aparelho, rode o parafuso para a esquerda ou para a direita, tendo em atenção que, exceto nos casos necessários, não coloque o volume na posição máxima. O gel de ultra-sons deve ser claramente utilizado para receber os sons cardíacos fetais. O indicador vermelho indica a ligação do aparelho à cidade, o verde indica que o aparelho está ligado e o amarelo indica que a pilha está fraca (quando utilizado com a pilha).

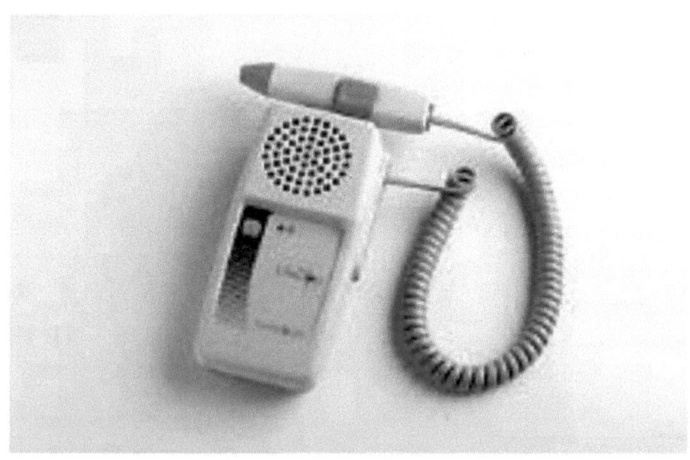

2.3.2. Sistema Sonokid

Resolução de problemas de dispositivos Sonokid:

Error type	**probable cause**	**Solutions**
The device will not start up	Fault in the main cable, power supply or battery	Check the power supply. Do not crash the cable. Replace the batteries.
No sound device.	Defective cable probe or terminal	Replace the cable or replace the probe crystals.
Electrical shock	Error in electricity	Call to the technician

Listas de controlo da manutenção Sonokid:

Daily/weekly tasks	
Cleaning	• With a linen fabric, remove any dirt from the machine and re-cover the machine.
Visually viewed	• Make sure the cable and probe are safe.
Review function	• Recharge and disassemble the device once to make sure it is safe.
Monthly tasks	
Every six months, device calibration is done by service provider.	

2.4 Dispositivos de laboratório

Os equipamentos mais importantes utilizados nos laboratórios médicos são:

- Máquina centrífuga
- Analisador de electrólitos
- Espectrofotómetro
- Dispositivo Elisa
- Células sanguíneas e contadores de células
- Distribuidor de água
- Incubadora de culturas para bacteriologia
- Separador de Na-K
- Frigorífico do banco de sangue
- Hotte de microbiologia
- Microscópio

2.4.1 Dispositivos de centrifugação

Aplicação:

Para separar materiais de diferentes densidades no laboratório.

Desempenho:

O aumento da força gravitacional atrai efetivamente a amostra mais rapidamente e de forma mais completa para baixo do tubo, e o líquido que permanece no topo do tubo sobrenadante é designado por flotação líquida. Após o evento acima mencionado, utilizando uma pipeta pasteurizada, pulverizamos o líquido para que a nossa sucção não cause qualquer perturbação no sedimento, por outras palavras, apenas absorvemos o líquido e não temos qualquer deposição. A velocidade das centrífugas é medida de acordo com a quantidade de escape do centro que entra na amostra e é geralmente medida com a unidade em rpm, em rotações por minuto (RPM), ou em força centrífuga relativa (RCF).

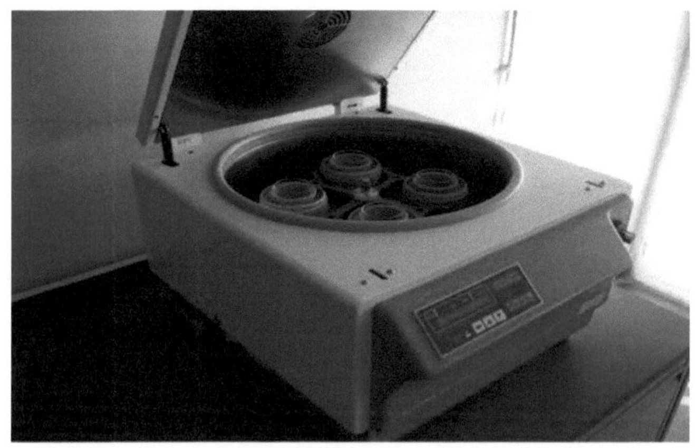

2.4.1. Sistema de centrifugação

Resolução de problemas de dispositivos de centrifugação:

Error type	probable cause	Solutions
The device will not turn on	Fault in power supply or fuse	Check the power supply and the fuse. Replace it if burned.
The valve will not open.	1. Fault in valve lock 2. Grip the switch 3. Electricity problem in power supply	1. Open the door as instructed. 2. Set the switch again. 3. Call the service provider.
The device indicator does not light up.	1. The valve is not closed properly. 2. No choice of time and speed of rotation 3. Fuse of the front of the machine.	1. Close the valve correctly. 2. Check the appropriate time and speed. 3. Check the fuse and replace it if necessary.

Listas de controlo para a manutenção de centrifugadoras:

Daily/weekly tasks	
Cleaning	• With a linen cloth and without alcohol, remove any dirt from the machine and re-cover the appliance. • Remove the rotor from the machine and clean it.
Visually viewed	• Make sure the cable and motor are safe.
Review function	• Check the performance by setting the device at a specific time and speed.
Monthly tasks	
Every six months, examine the technical technician of the device.	

2.4.2 Dispositivos de análise de electrólitos

Aplicação:

É utilizado para medir a concentração de electrólitos no corpo.

Desempenho:

A maioria dos analisadores de electrólitos utiliza o método ISE. Neste método, as medições da atividade iónica na solução são realizadas potencialmente utilizando um elétrodo de referência externo e um elétrodo de referência interno que contém o ISE. As várias partes deste sistema que são comuns a todos os dispositivos são:

Amostradores: Nesta secção, as amostras, os padrões e as soluções são lavados para um analisador automático, aspirina. Lavar a bomba e o tubo multi-furos: Mistura as amostras com os reagentes. Também bombeia os líquidos em proporções exactas para outros módulos. Dializador: Uma membrana semipermeável que permite que as passagens seleccionadas forneçam material. Banho quente: Mantém os fluidos continuamente à temperatura desejada para melhorar a cor. Medidor de cor: As alterações na densidade ótica monitorizam o fluxo de fluido num tubo. A intensidade da cor (densidade ótica), que é proporcional à concentração do material, é convertida em tensão eléctrica. Estabilidade: Um sinal elétrico converte a densidade ótica de um monitor de cor para uma apresentação gráfica num gráfico móvel.

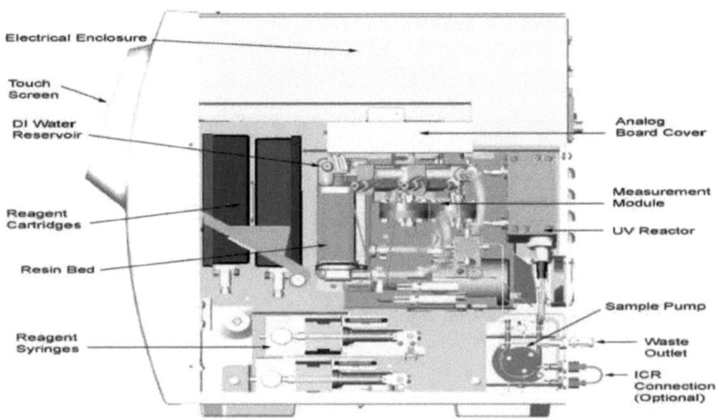

2.4.2. Sistema de análise de electrólitos

Resolução de problemas de dispositivos de análise de electrólitos:

Error type	probable cause	Solutions
The message "The estimated amount of acid is less than 10%. Confirm the amount is low. Order a new acid container. "	Acid reduction in the device tank is less than 10%	Refer to technical technician for recharging acid.
Error "The estimated lamp life is less than 15 days." Order a new UV lamp. "	Lowers the life of the UV lamp to less than 10%	Change UV lamp
Error "The history data is almost complete. Archive the history data before taking more measurements. "	The memory of the device has reached about 90%.	Clear some data. Upgrade your device memory.
Failed to restore system.	Problem getting back to factory settings	Make sure there is a correct setting on the USB drive.

Listas de verificação de manutenção do analisador de electrólitos:

Daily/weekly tasks	
Cleaning	• Wipe off any dirt from the machine with a cotton linen and without alcohol, and re-cover the appliance. • Empty the distilled water reservoir and clean it.
Visually viewed	• Check the acid storage of the machine. • Check the distilled water tank for filling.
Review function	• Check the performance by placing a sample on the specified device.
Monthly tasks	
Every six months to 12 months, check the performance of the machine by a technical technician.	

2.4.3 Dispositivos de espetrofotómetro

Aplicação:

Para medir a absorvância ou a passagem da intensidade luminosa, é utilizada uma solução.

Desempenho:

A base do espetrofotómetro, tal como muitos aparelhos de laboratório, é medir a quantidade de luz absorvida por uma solução colorida que, de acordo com a lei de Bear-Lamber, a absorvância da luz (DO) é proporcional à concentração do solvente dissolvido na solução.

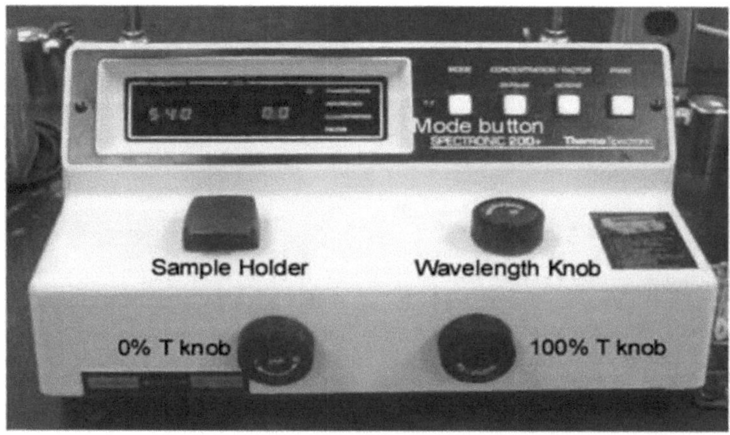

2.4.3. Sistema de espetrofotómetro

Resolução de problemas de dispositivos espectrofotométricos:

Error type	probable cause	Solutions
Excessive noise when starting up the device	1. The light valve is blocked 2. The SDA is burnt.	1. Make sure the light path is clear and unobstructed. 2. Contact the service server to identify and change the range.
Existence of additional noise in part of the field	1. During the spectrometer, one of the lamps may have been burnt. 2. The power supply range of the lamps may be burned. 3. SDA electronic board burned	1. Change the burning lamp. 2. Contact your service provider to change the range. 3. Contact your service provider to change the range.

Listas de verificação da manutenção do espetrofotómetro:

Daily tasks	
Cleaning	• With a linen cloth and without alcohol, remove any dirt from the machine and re-cover the appliance. • Clean the light paths.
Visually viewed	• Check the U-shaped tube, which is not blocked.
Review function	• Check the performance by placing a sample on the specified device.

Weekly tasks	
Cleaning	• Drain the appliance and wipe it with a dry linen cloth. • Keep the appliance clean.
Visually viewed	• Check the main power socket.
Review function	• Check all controllers and sensors. • Check the wavelength of the device with a wavelength meter.

Monthly tasks
Every six months to 12 months, check the performance of the machine by a technical technician.

2.4.4 Dispositivos de leitura Elisa

Aplicação:

A fim de medir a taxa de absorção, são efectuadas experiências imunológicas utilizando o método ELISA.

Desempenho;

O teste ELISA é utilizado da forma habitual para detetar um antigénio ou um anticorpo, de modo a que uma destas duas substâncias seja fixada no leito sólido e utilizada para o segundo rastreio, mas basicamente para rastrear quaisquer pares de substâncias que estejam em pares O antigénio e o anticorpo são coerentes e têm um bom poder de ligação entre si podem ser aplicados.

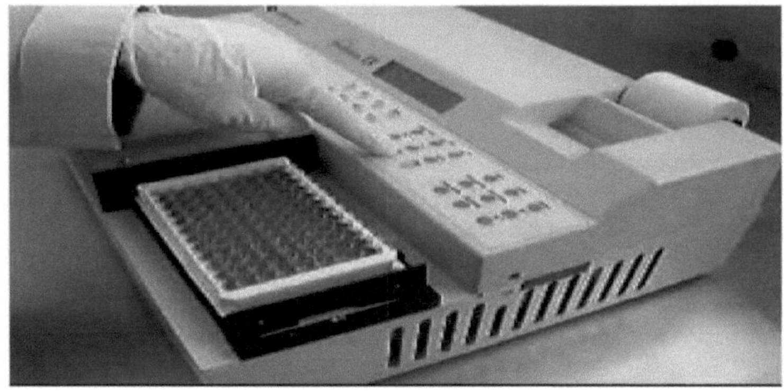

2.4.4. Sistema de leitura Elisa

Resolução de problemas dos dispositivos Elisa Reader:

Error type	probable cause	Solutions
High amount of negative control or background noise in reading results	1. Contamination in the control vial 2. Insufficient antibody	1. Check the pipette for no contamination. 2. The blocking buffer is inadequate.
Low positive control or low absorption	1. Reagent at room temperature. 1. The layers A and B are not properly combined. 2. Microbial contamination between layers	1. Make sure all layers are at a temperature between -28 ° C and -22 ° C. 2. Prepare layers immediately before use. 3. Launch the layers again with the new array.
The optical density of the pages is quite positive and colorful.	1. The volume of liquid washed the plates a little. 2. Weak correlation between pages	1. The washing tank should be filled. 2. Check dilution fluid.

Listas de controlo de manutenção do leitor Elisa:

Daily/weekly tasks	
Cleaning	• With a linen cloth and without alcohol, remove any dirt from the machine and re-cover the appliance. • Clean the control vial.
Visually viewed	• Check the reagent temperature at room temperature.
Review function	• Check the performance by placing a sample on the specified device.
Monthly tasks	
Every six months, check the performance of the machine by a technical technician.	

2.4.5 Dispositivos de contagem de células

Aplicação:

Os parâmetros quantitativos dos parâmetros sanguíneos são utilizados nos laboratórios médicos.

Desempenho:

A contagem de células nos contadores de células convencionais com base no tamanho das células consiste no facto de cada contador ter duas aberturas, denominadas hemácias e leucócitos, para a passagem das células sanguíneas. A abertura de hemácias para a inserção de hemácias e plaquetas e as aberturas de leucócitos para a passagem e contagem de leucócitos estão embutidas. A amostra diluída é espremida por uma pressão negativa para a passagem de hemácias e de leucócitos. Em ambos os lados deste elétrodo existe um elétrodo que, quando transmitido a partir da célula, é gerado na quantidade de resistência eléctrica entre eles, sendo cada alteração considerada como um impulso e uma contagem.

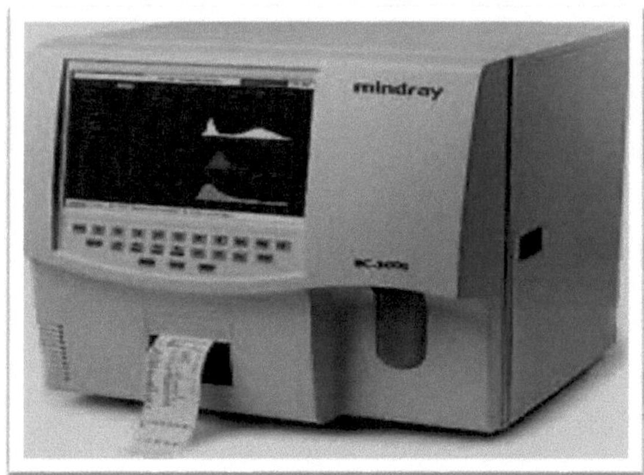

2.4.5. Sistema de contador de células

Resolução de problemas de dispositivos contadores de células:

Error type	probable cause	Solutions
Error in output results	Data storage is not done properly.	Set the storage settings according to the device's instructions.
The amount counted outside the range.	The number of cells is higher or lower than the device's specification.	View the cell picture and set the values between them and repeat the experiment.
The irradiation time is very high.	The counting screen is too dark	Clear the screen counter
The exposure value is outside the range.	Incorrect page counting	Do not move the pages during sample count.

Listas de controlo de manutenção do contador de células:

Daily/weekly tasks	
Cleaning	• Disassemble the appliance and wipe it off with a dry linen cloth and without alcohol. • Clean the LCD monitor with soft cloth.
Visually viewed	• Check the device's battery. The battery life is 10 hours.
Review function	• Check the performance by placing a sample on the specified device.
Monthly tasks	
Every six months, check the performance of the machine by a technical technician.	

2.5 Dispositivos do bloco operatório

Os dispositivos mais importantes da sala de operações são:

- Anestésico e Ventilador
- Electro-cirurgia e cortador
- Choque elétrico
- Luz cirúrgica
- Electro-cortador
- Monitor

2.5.1 Dispositivos de ventilação

Aplicação:

Combinação de gases e fármacos anestésicos para o doente no bloco operatório ou noutras partes.

Desempenho:

O oxigénio, o óxido de azoto e, por vezes, a água estão ligados à entrada do automóvel. A combinação controlada destas três substâncias é aplicada conjuntamente ao gás do doente. A capacidade de respiração do doente durante a anestesia é assegurada por um ventilador. Pelo menos 25% de oxigénio deve estar presente no ciclo para segurança do doente.

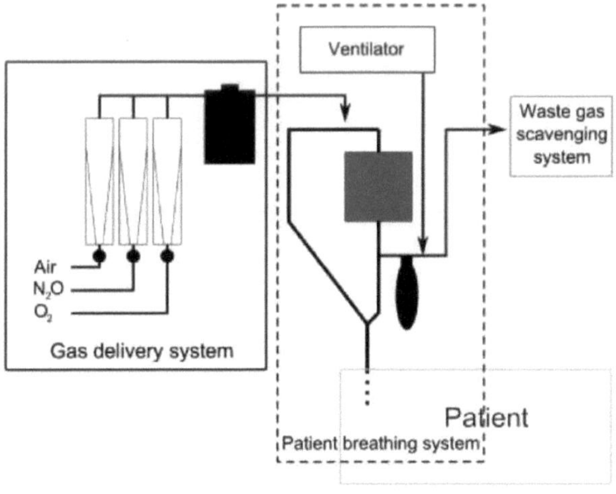

2.5.1. Sistema de ventilação

Resolução de problemas de dispositivos de ventilação:

Error type	probable cause	Solutions
The device won't start up	1. The main socket has no electricity 2. Fault in the main cable	1. Check the key is turned on. If it fuses, replace it with a suitable sample. 2. Contact technical technician for repair.
The machine is out of gas	1. Oxygen pressure in the tank is not enough 2. Exhaust gas pressure is not enough (4 bar or 4 Kg / cm ^ 2)	1. Recover the tank or replace the gas cylinder. 2. Put oxygen or nitrogen oxide in low pressure.
Oxygen error alarm does not work	1. The battery is weak. 2. Problems with device alarms	Refer to the technician
There is a leak in the device (More near the fittings and oxygen valves / nitrogen oxides)	1. Weak device watering 2. The cylinder is not completely in the yoke.	1. Clean the leak around the gasket and replace the gasket if necessary 2. Reinforce the cylinder in Yuk. Contact technical technician.

Listas de controlo da manutenção do ventilador:

Daily tasks	
Cleaning	• Clean any dirt, water leakage and excess equipment from the machine.
Visually viewed	• Check leakage with soap. • Check all connections, valves and valves.
Review function	• If there is any error, inform the technical technician • After each use, use the appliance under pressure and replace the defective parts.

Weekly tasks	
Cleaning	• Wrap the inner and outer parts of the device with a dry cloth. • Check leakage with soap.
Visually viewed	• Change the color of profit to blue, change it. • Change the faulty hoses. • In the event of a cable failure, replace the input and output sockets.
Review function	• Check gas pressure before using the appliance. • Get leakage before using the device.

Monthly tasks
Every six months, check the performance of the machine by a technical technician.

2.5.2 Dispositivos de eletrocirurgia e de corte

Aplicação:

Estes dispositivos são utilizados para cortar, fechar e secar o tecido biológico utilizando correntes de alta frequência.

Desempenho:

No tecido electroconvulsivo, uma corrente de alta frequência é aquecida através de uma sonda. Para gerar esta corrente, é utilizada uma fonte de alimentação de alta frequência. Estes dispositivos dividem-se em dois tipos de monopolos e bipolares, com base na reversibilidade ou ausência de fluxo.

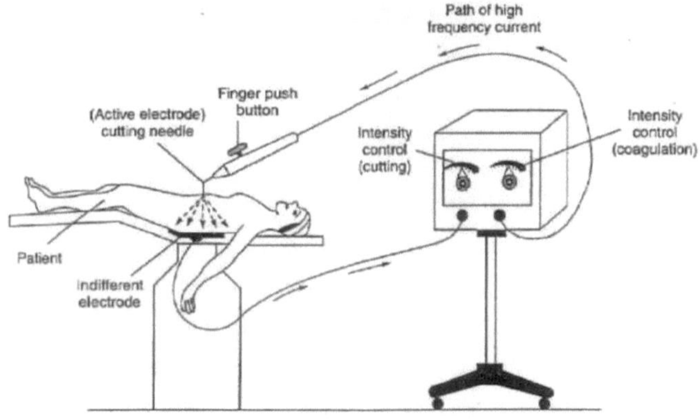

2.5.2. Sistema de eletrocirurgia

Resolução de problemas de dispositivos de eletrocirurgia:

Error type	**probable cause**	**Solutions**
The device won't turn on	1. Error in power supply 2. Fault in the main cable	Check power supply and the main cable
The device starts up with an error.	1. The front of the device may be stuck. 2. The probe attached to the patient may be defective. 3. The probability of internal defect	1. Make a note of the error and turn off the device once. Check all keys and turn on again. 2. Check the probe cable. 3. Contact technical technician.
There is no output device in sight.	1. The electrical settings of the device are not correct. 2. Technical defects in spare parts 3. Internal error probability	1. Set the settings according to the instructions. 2. Check the relevant parts and replace them in case of defect. 3. Contact technical technician.

Listas de verificação da manutenção electrocirúrgica:

Daily tasks	
Cleaning	• With a linen fabric, remove any dirt from the device's battery. • Remove any additional equipment from the device.
Visually viewed	• Make sure the electrodes are healthy, power supply and cable.
Review function	• Check all switches before using the appliance.

Weekly tasks	
Cleaning	• Disassemble the appliance and clean all parts.
Visually viewed	• Clean the filters and clean them if necessary. • If you replace the main sockets or two defective electrical wires.
Review function	• Ensure correct operation of all markers and controllers.

Monthly tasks
Every six months, check the performance of the machine by a technical technician.

2.5.3 Dispositivos de eletrochoque

Aplicação:

Este dispositivo é utilizado para transmitir choques eléctricos ao músculo cardíaco, monitorizar a função cardíaca (ECG) e medir o oxigénio e o dióxido de carbono no sangue.

Desempenho:

Utiliza uma fonte de alimentação ou uma grande bateria interna para carregar um condensador de massa entre 5 e 400 Jules. Duas peças de metal (pérola), ou os mesmos eléctrodos (pedal), estão ligados ao eletrochoque e são colocados em ambos os lados do peito do paciente.

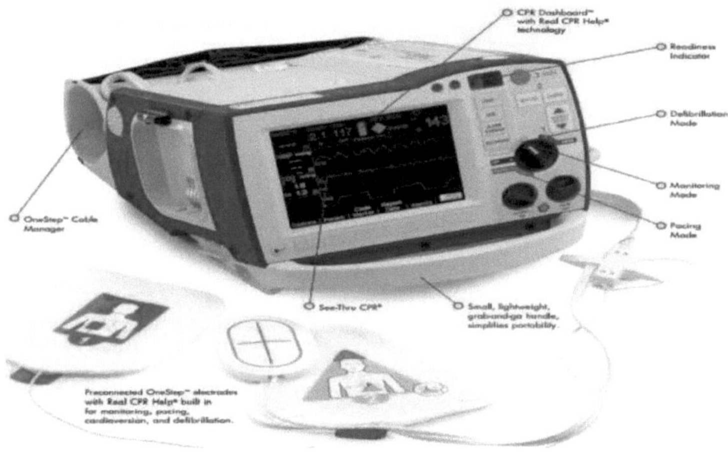

2.5.3. Partes típicas do eletrochoque

Resolução de problemas de dispositivos de eletrochoque:

Error type	probable cause	Solutions
The "Cable 3, 5, and 12" error message is displayed at the start of operation.	Error in connecting the electrodes to the patient	Clean the electrodes to the patient, or if the electrodes are dry, replace them with a new one.
The error" CHECK PADS / POOR PAD CONTACT"	Problem with Electroshock, wires or connectors	Replace cable and connector with standard specification.
Incandescence in the electrodes pad	The presence of a conductive material between the skin and the patient's skin	Do not use alcohol and betadine between the pad and the patient at all.
The error "HR inaccuracy"	Defective electrical connection or location of ECG electrodes	Contact technical technician
Alarm notification "136"	The device memory is full	Change the sound module
Card Full error	Technical error	Use another powerful memory
Alarm " charge battery"	The battery needs to charge	Set device in AC mode

Listas de verificação da manutenção de choques eléctricos:

Daily/Weekly tasks	
Cleaning	• With a linen fabric, remove any dirt from the device's battery. • Remove any pedals from any gel and disinfect it with alcohol.
Visually viewed	• Make sure the electrodes, battery and cable are safe. • Call the technician if the device sparks. • Charge batteries after each use.
Review function	• Check all switches before using the appliance.

Monthly tasks
Every six months, quantitative and qualitative tests are carried out.

2.5.4 Dispositivos de luz cirúrgica

Aplicação:

Este dispositivo é utilizado no bloco operatório devido à intensidade da luz e à ausência de sombra na luz, bem como na esterilização devido à presença de luz a baixa temperatura.

Desempenho:

Uma das características destas lâmpadas é o calor da cor da luz que é determinado pela unidade Kelvin. A luz do sol ao meio-dia tem uma temperatura de cor de 5000-6000 kV. O intervalo aceitável para lâmpadas de salas de operações é de 6700-7000 kV.

As luzes da sala de operações também têm a capacidade de remover sombras através de placas reflectoras e todas as lâmpadas têm a distância focal com a radiação mais elevada no local pretendido. Esta caraterística permite-nos ligar uma lâmpada de 10-120 polegadas^2 com o mesmo rácio de brilho sem mudar a lâmpada. Estas luzes também têm uma bateria de emergência. Devido à vida limitada destas luzes, são necessárias vistorias periódicas.

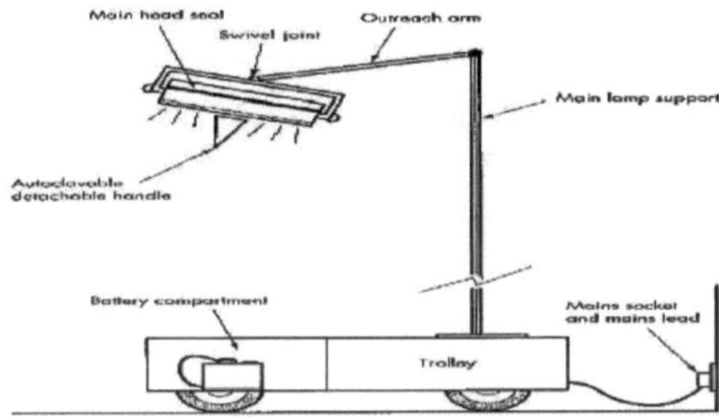

2.5.4. Partes da luz cirúrgica

Resolução de problemas de dispositivos de luz cirúrgica:

Error type	probable cause	Solutions
The light is not light.	1. The main socket is lightweight 2. Batteries have been damaged 3. Glass bulb has bulb 4. Leakage in the battery 5. Defective electrical communication system	1. Check the key is turned on. If it fuses, replace it with a suitable sample. 2. Charge or replace the battery. 3. Change bulb bubble. 4. Remove the defective batteries and clean the fitting area and install a new battery. 5. Contact the technical technician.
The lamp does not have enough lighting.	1. Lens or glass bubble is dirty. 2. Power supply is poor. 3. Technical failure in the control circuit	1. Clean a clean, clean bubble and lens with a linen cloth. 2. Check the power supply or replace the batteries. 3. Contact technical technician.
The fuse burns regularly.	Fault in cable or power supply	Use a stronger fuse. Inform the technical technician.
Electrical Shock in the device	Fault in electrical pathway	Call technician.

Listas de controlo da manutenção da luz cirúrgica:

Daily tasks	
Cleaning	• With a linen cloth, remove any dirt from the bubble and lens.
Visually viewed	• Make sure all parts of the machine are connected. • The glass bubble is free of cracks.
Review function	• Check the device before using it.

Weekly tasks	
Cleaning	• Disassemble the appliance and clean all parts. • Clean filters and batteries.
Visually viewed	• All screws are tight in place. • If you replace the main sockets or two defective electrical wires.
Review function	• Charge or recharge if battery is damaged or discharged.

Monthly tasks
Every six months, check the performance of the machine by a technical technician.

2.6 Dispositivos dentários

O equipamento dentário mais importante inclui:

- Unidade dentária
- Autoclave
- Turbina dentária
- Amalgamadores
- Cura ligeira

2.6.1 Dispositivos de unidades dentárias

Aplicação:

A unidade dentária é utilizada para fornecer ar comprimido controlado, água fria, fibra ótica e eletricidade.

Desempenho:

A unidade dentária fornece ao dentista ferramentas que incluem, pelo menos, um micro-motor de alta velocidade ou um motor de baixa potência (baixa velocidade) e que vertem o ar. Outros dispositivos, tais como ultra-sons (raspagem) e eletrocirurgia, e dispositivos de cura leves, são complementares.

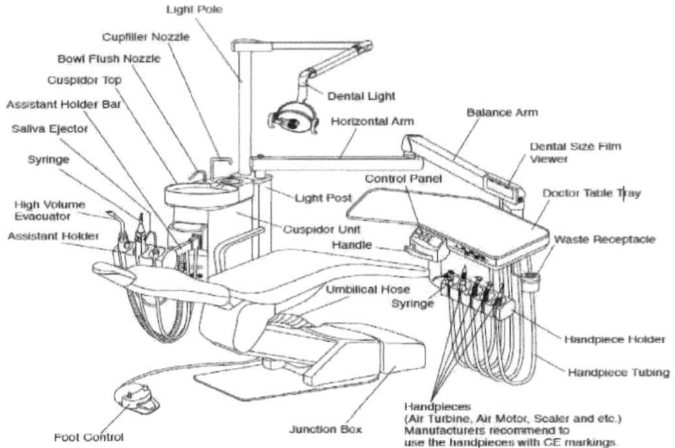

2.6.1. Sistema de unidades dentárias

Resolução de problemas de dispositivos de unidades dentárias:

Error type	probable cause	Solutions
The device won't turn on	3. Error in power supply 4. Fault in the main cable	1. Verify that the power supply is correct. 2. If it fuses, replace it with a new one.
The compressor does not start.	1. The compressor temperature is higher than the limit. 2. The front valve is damaged.	1. Keep the temperature down with the cooling system. 2. Contact the server.
Compressor works continuously and does not stop.	1. Leakage in the tube 2. Fault in pressure cutter	1. Clean the pipe and cover the leak. 2. Change the pressure cutter pushbutton.
Leakage in weather regulators	1. Bolt screws loose. 2. The rotating ring is damaged.	1. Tighten the screws. 2. Change the rim.

Listas de controlo da manutenção da unidade dentária:

Daily/Weekly tasks	
Cleaning	• With a linen fabric, remove any dirt from the machine and re-cover the machine.
Visually viewed	• Make sure the cable is secure and the power supply is safe. • Check the temperature of the room not exceeding the amount allowed.
Review function	• Turn on the appliance and ensure that the compressor performance is safe

Monthly tasks
Every six months, check the performance of the machine by a technical technician.

2.6.2 Dispositivos de autoclave

Aplicação:

Para esterilizar o equipamento médico.

Desempenho:

O autoclave a vapor é um dispositivo em que a temperatura deve ser atingida através da utilização de vapor. A bomba de vácuo no início das fases de esterilização por sucção, drena o ar dentro do compartimento, e depois o vapor entra no dispositivo. A esterilização de materiais feitos de materiais porosos é muito difícil em comparação com outros dispositivos.

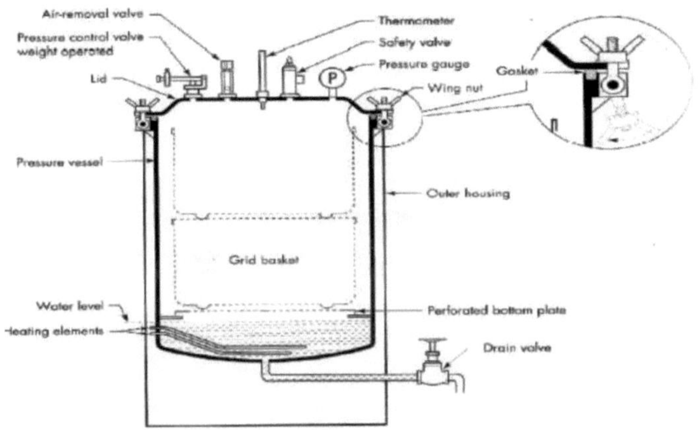

2.6.2. Partes do autoclave

Resolução de problemas de dispositivos de autoclave:

Error type	**probable cause**	**Solutions**
The device won't produce steam.	1. Error in power supply 2. Winding are burned	1. Verify that the power supply is correct. 2. If you burn the element, replace it with a new one.
Increasing the pressure of the blotter is allowed.	The valves have been blocked.	Check the device only by water
Steam decreases steadily.	Insulation defect	Clean the insulators and valves and fix it in case of malfunction.
Electrical Shock	Fault in electricity	Refer to the technician

Listas de controlo de manutenção de autoclaves:

Daily tasks	
Cleaning	• Remove any dirt from the machine and re-cover the device. • Remove excess material from the machine.
Visually viewed	• Check all screws and fittings. • Check all parts and valves that are not blocked.
Review function	• Refer to troubleshooting if there is a problem.

Weekly tasks	
Cleaning	• Drain the appliance and wipe it with a dry linen cloth.
Visually viewed	• Check the heat sink and replace it in case of malfunction. • In the event of a cable or socket failure, replace it.
Review function	• Check the exhaust valve and temperature. • Make sure there is no leakage on the machine.

Monthly tasks
Every six months, check the performance of the machine by a technical technician.

2.7 Outros dispositivos

Neste tópico, existem dispositivos que podem ser utilizados em diferentes partes do mesmo, juntamente com outros dispositivos. Alguns destes dispositivos são apresentados de seguida.

- Unidades de alimentação eléctrica ininterrupta (UPS)
- Concentradores de oxigénio
- Cilindros de oxigénio e medidores de caudal

2.7.1 Dispositivos de alimentação eléctrica ininterrupta (UPS)

Aplicação:

A fim de fornecer energia sustentável aos dispositivos médicos e à proteção dos dispositivos médicos, são utilizadas sobretensões e vários tipos de instabilidades na rede.

Desempenho:

Em geral, os modelos de UPS são off-line on-line em termos de arquitetura de design num dos três modos, Line Interactive (Interactive Line ou In-Line Interface). Independentemente do design específico de cada uma, várias características importantes são comuns a todas as UPSs. Todas elas têm baterias e armazenam energia nas baterias até que a eletricidade da cidade seja inútil, e depois de desligar a cidade, convertem a energia da bateria em corrente alternada (AC).

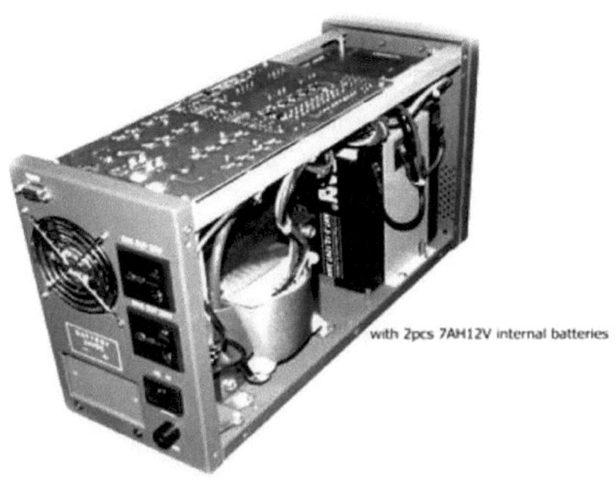

2.7.1. Um esquema típico de uma UPS

Resolução de problemas de dispositivos UPS:

Error type	**probable cause**	**Solutions**
The UPS won't turn on	1. The button is not pressed on and off. 2. The circuit breaker has acted. 3. Internal wiring defect	1. Check the on / off switch of the device. 2. Change cable (refer to technical technician) 3. Lower the device and disconnect the system by disconnecting some devices from the device.
UPS rarely hugs.	The machine's performance is normal.	The device is supplying stable power to appliances.
UPS does not provide the expected backup time.	Battery power is weakened by a sudden power outage or the battery life is nearing completion.	Charge the battery again or replace it with battery life.
Over-the-click and On-Line indicators blink.	Entry of additional charges to the machine and network error	Reduce the loads connected to the device. The machine will be restarted automatically.

Listas de verificação de manutenção da UPS:

Daily/Weekly tasks	
Cleaning	• Clean the appliance with a dry cloth and cover it again. • Check that there is no pollution on the battery and capacitors.
Visually viewed	• Check that the cable connections do not have problems. • Check the thermometer for room temperature and room humidity.
Review function	• Check the output of the device with a multi-meter and measure with the reel tester. • Be sure to cut off the correct operation of the circuit.

Monthly tasks
Every six months, check the performance of the machine by a technical technician.

2.7.2 Concentradores de oxigénio Dispositivos

Aplicação:

A fim de purificar o oxigénio até 90% para utilização no bloco operatório, no laboratório, no hospital, etc., é utilizado.

Desempenho:

O ar à volta do doente, que é constituído principalmente por 20% de oxigénio e 80% de azoto, é aspirado para dentro do dispositivo e, depois de passar pelos filtros, a sua pressão através do compressor aumenta para 20 Pascal e, durante a passagem por um compartimento que contém hidrato de amónio e silicato de cálcio ou sódio, concentra oxigénio puro até 95% para o doente.

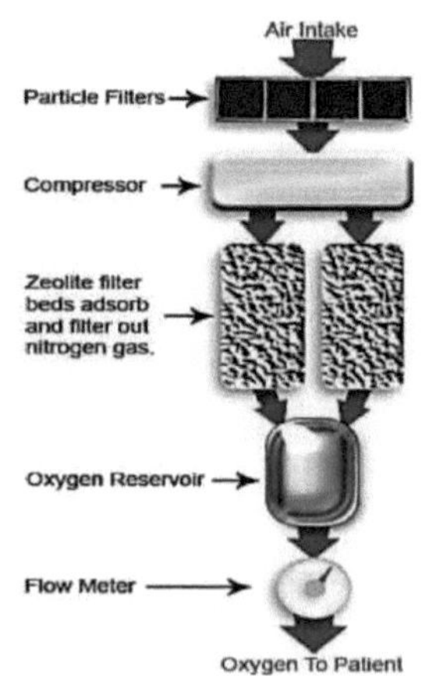

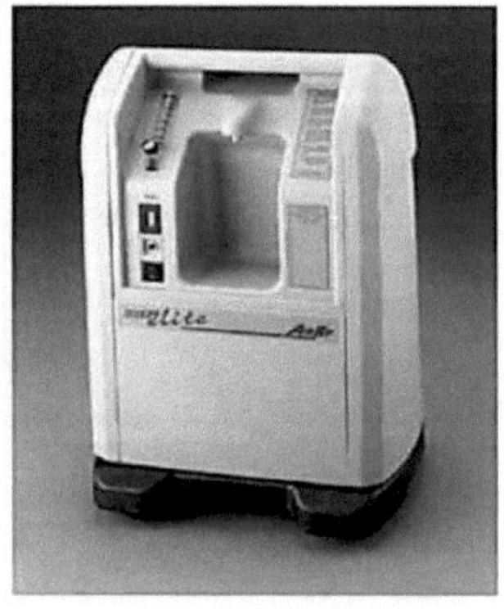

2.7.2. Sistema do concentrador de oxigénio

Resolução de problemas de dispositivos concentradores de oxigénio:

Error type	probable cause	Solutions
The device is not started and the electrical alarm is heard.	1. The main socket is lightweight 2. The problem with the device's cut 3. Problem with cable communication	1. Check the key is turned on. If it fuses, replace it with a suitable sample. 2. Press and hold the power key. 3. Replace the cable.
There is no flow of oxygen.	1. Lack of flow 2. Failure to connect the pipes correctly 3. The pipeline route is blocked.	1. Insert the tube into the water if the bubble is observed, then the gas flow is established. 2. Make sure the pipe and connections are correct. 3. Put the pipe in and remove it
Alarms of oxygen deficiency and temperature become clear.	The device is overheated or blocked.	Remove any blockage and clean the tube. Inform the technical technician.
Electrical shock	Technical failure	Refer to the technician

Listas de verificação da manutenção do concentrador de oxigénio:

Daily tasks	
Cleaning	• Clean any dirt, water leakage and excess equipment from the machine. • Clean the humidifier with distilled water.
Visually viewed	• Check all joints, bolts and tubes.
Review function	• Check the oxygen flow before using the device.

Weekly tasks	
Cleaning	• Wash the filter with warm water and replace if necessary. • Clean the humidifier with distilled water.
Visually viewed	• Replace the humidifier if it has been damaged. • If you replace the main sockets or two defective electrical wires.
Review function	• Turn on the device for 2 minutes and make sure there is no error. • Make sure the tubes are safe before use.

Monthly tasks
Every six months, check the performance of the machine by a technical technician.

Capítulo 3

Gestão de resíduos hospitalares

Num hospital, são produzidos diversos resíduos. Em geral, estes resíduos podem ser classificados da seguinte forma

Instalações de eliminação de sucata e resíduos, águas residuais hospitalares, resíduos do departamento de engenharia médica, resíduos químicos, resíduos radioactivos e resíduos electrónicos.

3.1 Dispositivos raspados

Estes resíduos podem ser recicláveis ou decomponíveis. As peças como os componentes do corpo principal, o ferro contido na máquina, os materiais de madeira, etc. são as mesmas. Nalguns casos, a recuperação destas peças pode ser rentável para o hospital.

3.2 Esgoto hospitalar

As águas residuais da casa de banho, dos panos e dos banhos devem ser guardadas separadamente no contentor de resíduos. Estes resíduos acabam por desaguar nos poços de águas residuais urbanas.

3.3 Resíduos do Centro de Engenharia Médica

Os resíduos de engenharia médica contêm todos os fluidos destilados e fibras. A gestão hospitalar para eliminar, isolar e proteger estes resíduos deve fazer um planeamento adequado. Os utilizadores de dispositivos devem estar familiarizados com os métodos de desmontagem e desmontagem destes resíduos.

3.4 Resíduos químicos

Os resíduos químicos incluem mercúrio, CFC em frigoríficos refractários, solventes e materiais refractários. As responsabilidades do hospital consistem em assegurar que os resíduos não interferem com outros resíduos. O mais importante em relação a estes resíduos é o facto de deverem ser mantidos separados.

3.5 Resíduos radioactivos

Podem existir resíduos radioactivos emitidos por fontes radioactivas e aparelhos de medicina nuclear na secção de radiologia e oncologia. A transmissão para os centros hospitalares é feita pela Organização de Energia Atómica. Os materiais radioactivos podem ser armazenados durante muito tempo, desde que estejam protegidos de forma adequada. Apenas os médicos estão autorizados a trabalhar com aparelhos radioactivos.

3.6 Resíduos electrónicos

Os resíduos electrónicos contêm aparelhos electrónicos avariados e dispositivos médicos descartáveis. Muitas peças de dispositivos não podem ser restauradas. Por exemplo, placas de circuito impresso, fios de plástico, tubos de raios catódicos, placas de cristais líquidos, baterias de vidro e tubos. A eliminação de resíduos electrónicos deve ser feita de forma segura. Se não for feita corretamente, pode ser perigosa para os seres humanos, as águas subterrâneas e o ambiente. Cerca de 40 por cento dos resíduos electrónicos são chumbo e cerca de 60 por cento são materiais pesados que podem ser reciclados.

Eliminação de resíduos hospitalares Listas de controlo de manutenção:

Works should be done
• Separate chemical waste and medical engineering from other wastes. • Separate recyclable parts of the electronic waste such as batteries. • Use gloves, safety goggles and boots when handling hazardous cargo. • Contact the service provider to dispose of electronic waste. • Devices that contain the least hazardous materials are to be purchased. • Make sure the head of the hospital is in the process of disposing and disposing of the waste. • Fully comply with the disposal and waste separation instructions.

Works should not be done
• Do not dispose of radioactive waste without the physician engineer. • Do not throw electronic waste into the garbage can. • Do not burn batteries, wires or plastics. • Do not distribute the defective parts without proper coordination.

Referências:

1. Reprocessamento de dispositivos médicos em contextos de cuidados de saúde: Validation Methods and Labeling, Food And Drug Administration, março de 2015.
2. Ministério da Saúde e do Bem-Estar Familiar, Manual de Manutenção de Equipamento Médico, Nova Deli, outubro de 2010.
3. Maintenance Manual for Laboratory Equipment, 2nd Edition, Organização Mundial de Saúde, 2008.
4. Radiotherapy Risk Profile, Organização Mundial de Saúde, 2008.
5. X-ray Equipment Maintenance and Repairs Workbook for Radiographers and Radiological Technologists OMS, Genebra 2004.
6. Manual de Diagnóstico por Imagem da OMS OMS, Genebra, 2003. (Fonte da ilustração na página 67)
7. Recomendações da Organização Mundial de Saúde (OMS).
8. Recomendações da Food and Drug Administration (FDA).
9. www.uptodate.com

Apêndice A: Princípios da raspagem de dispositivos

Os centros de saúde devem certificar-se de que estão a utilizar um método adequado para a recolha de documentos e para o levantamento de bens de equipamento. No caso dos registos de equipamento, deve ser assegurada a ausência de materiais perigosos no equipamento.

Equipamento excedentário, obsoleto e desgastado:

- Equipamento excedentário
- A manutenção de uma peça do dispositivo excedentário deve ser efectuada pelo chefe do serviço de operações de manutenção.
- Equipamento fora de serviço ou excedentário
- Se o dispositivo não for reparável (ou se não houver possibilidade de instalar ou reparar as peças), deve ser retirado e substituído e o novo dispositivo deve ser substituído.
- Equipamento desatualizado
- Quando um dispositivo está desatualizado devido à expiração do tempo de serviço, pode ser copiado para o equipamento responsável.
- Equipamento danificado devido a utilização incorrecta
- Quando o dispositivo está corrompido devido a uma utilização incorrecta, pode ser arquivado com o parecer da direção do hospital.

Comité de Compensação dos Equipamentos:

A comissão da mesa é composta por 5 pessoas, uma das quais é o diretor financeiro do hospital.

O formulário seguinte pode ser utilizado para as ligações de equipamento.

Tabela 2. Formulário de ligação do equipamento

Binding Number	Binding Specification	Number of Tools	Main Cost	Purchased Date	Binding Procedure	Other Info

Apêndice B: Princípios de segurança eléctrica

Devido a uma manutenção deficiente e a uma utilização incorrecta do equipamento elétrico, este pode provocar a morte, ferimentos ou incêndios. Por outro lado, se os princípios de segurança forem mantidos, estes equipamentos podem salvar vidas, melhorar a qualidade de vida e reduzir os custos de investimento. O seu equipamento e acessórios eléctricos, incluindo a fonte de alimentação, devem ser sempre seguros para utilização.

O local de instalação deve ter em conta as considerações. O local de instalação deve ser isento de humidade, seco, limpo e bem ventilado. Além disso, logo que possível, deve instalar o equipamento perto da tomada eléctrica para evitar cablagem adicional.

Ficha e tomada de segurança:

- A tomada é adequada para o trabalho, segura e acessível.
- A tomada de parede está a pelo menos 2 metros do lavatório ou do lava-loiça.
- A tomada deve ser selecionada de acordo com a capacidade eléctrica do aparelho.
- A tomada deve ter ligação à terra.
- As fichas e as tomadas devem corresponder.

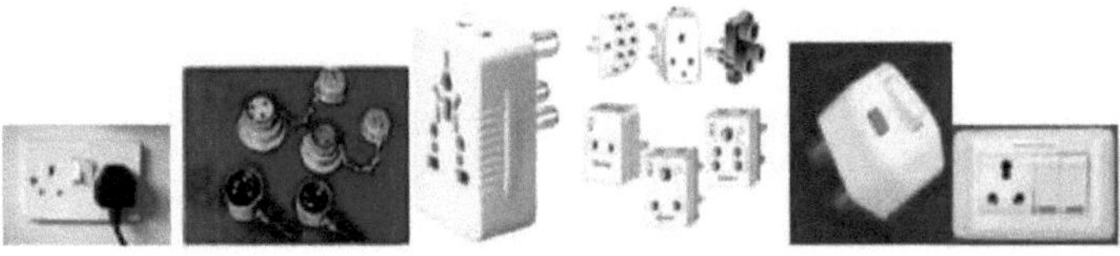

Ficha e tomada típica

Tomada e ficha de cablagem:

Para ajudar os técnicos em caso de problema, os cartões SIM devem estar ligados para ajudar o técnico a resolver problemas com velocidades mais elevadas. Cores comuns nos cabos:

- Fio de fase: vermelho, azul ou amarelo
- A corrente de alimentação do equipamento é transportada por este fio.
- Neutro (Neutral): Preto
- Devolver o fluxo à fonte para estabelecer o trajeto do circuito
- Terreno: verde ou verde com linhas amarelas
- Para segurança e proteção do equipamento. Se a câmara for feita de ferro, o fio é ligado ao corpo do dispositivo. O fio de terra liga-se a um tubo condutor ou a um condutor no solo.

Dicas de equipamento de ligação à terra:

- A ligação à terra depende do tipo de aparelho:
  - Se houver uma ficha de dois fios, não é necessário ligá-la à terra.
  - Se um dos dois ramos do aparelho for de três fios, um deles deve ser ligado à terra.
- Assegurar-se sempre de que o comprimento do fio de terra não é rasgado devido ao escoamento.

Tipos de fichas e tomadas em termos de forma:

O caudal dos aparelhos é medido pela tomada em amperes e é indicado pela letra A.

Os tipos de tomadas mais comuns são os seguintes:

- Para funcionamento a baixa potência de 5 amperes, tamanho pequeno
- Para funcionamento de alta potência de 15 amperes, tamanho grande

A tensão nominal é dada pela rede em volts e é representada pelo símbolo V. No Irão, a tensão nominal é de 220 V para a alimentação monofásica e de 440 V para a alimentação trifásica. Além disso, a frequência nominal da rede, expressa em Hz e indicada pelo símbolo Hz, destina-se a alimentar aparelhos de 50 Hz.

No Irão, existem normalmente dois tipos principais de tomadas e fichas:

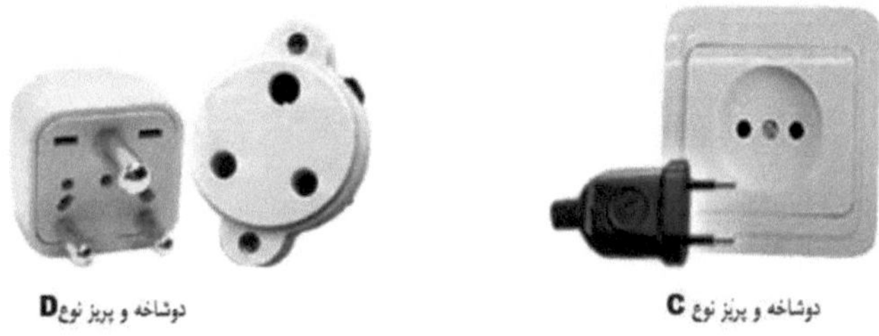

Forma típica da ficha

Este tipo de tomada é o mais comum e não necessita de ligação à terra. Este tipo de tomada e de fichas é mais utilizado na Europa, no Médio Oriente, no Norte de África, na América do Sul e na Ásia Central.

Segurança dos cabos:

A eletricidade é transmitida através do cabo para o equipamento. Ao utilizar o cabo, deve ser observado o seguinte:

- Os fios coloridos no interior do cabo não devem ser identificados. Os fios estão cobertos por isoladores de plástico.
- Não apertar os cabos com uma fita adesiva. A água ainda pode penetrar em Cabul.
- Os fios compridos podem ser problemáticos. Utilize cabos curtos tanto quanto possível.
- O cabo, a tomada ou a ficha não devem estar molhados.

Fusível:

Utilizado para proteger o fusível. Se a corrente for excedida, o fusível entra em colapso. Funciona como uma chave para a proteção e segurança da utilização do equipamento.

Conselhos de segurança relacionados com fusíveis:

- Utilizar sempre o fusível adequado à função do equipamento.
- Utilizar sempre um fusível adequado.
- Nunca utilizar um pedaço de fio em vez de um fusível.

- Após o disparo do fusível, o interruptor de segurança interrompe a corrente do circuito.

Resolução de problemas em dispositivos eléctricos:

Error type	probable cause	Solutions
Devices won't start up	1. The main socket is lightweight 2. Problem in communication cable 3. Information of the equipment	1. Check the key is turned on. If it fuses, replace it with a suitable sample. 2. Replace the cable. 3. Refer to technical technician.
A few seconds after the fuse is replaced, it burns again	Internal error	Call a technician.
Wires inside the cable are visible.	Insulator has been damaged	Do not use any tape to cover it. Replace the cable.
Electrical shock	Fault in electricity	Call a technician.

Listas de verificação de manutenção de dispositivos eléctricos:

Daily/Weekly tasks	
Cleaning	• Drain the device and clean and dry all parts. • Remove any tape, glue, oil, etc. from the cable.
Visually viewed	• Replace the fittings and cables. • If you replace the main sockets or two defective electrical wires.
Review function	• If the performance indicators or fan fails, report it to the superiors.

Utilizar um aparelho de teste para verificar a ficha:

Ligue a tomada à tomada e certifique-se de que está a funcionar corretamente. Os marcadores frontais do aparelho de teste mostram o seu desempenho.

Estados de erro no testador:

- Inverter o sentido do fluxo no fio nulo
- Sem ligação ao fio de terra
- Erro no fio nulo
- Inverter o sentido do fluxo no fio de terra

Apêndice C: Consideração pública da reutilização de equipamento médico

O material desta brochura contém directrizes científicas para avaliar e rever as directrizes para trabalhar com dispositivos médicos reutilizáveis em centros de saúde e médicos. Os fabricantes de dispositivos médicos reutilizáveis são obrigados a fornecer uma etiqueta no dispositivo, incluindo uma placa de dispositivo e instruções de arranque rápido para o utilizador.

De acordo com a FDA dos EUA (502-f), um dispositivo médico deve ter um rótulo adequado que contenha informações suficientes. Neste caso, a apresentação da etiqueta pode incluir um procedimento de configuração rápida do dispositivo.

A utilização correcta do dispositivo pode constar do rótulo do mesmo, incluindo: as condições ambientais exigidas, o método de utilização, a frequência de utilização, a duração da utilização contínua, os riscos potenciais, as recomendações de precaução, etc.

Ao seguir estas instruções nas etiquetas dos dispositivos pelo operador, o médico pode garantir com segurança o funcionamento correto do dispositivo. Apesar do papel crucial dos delegados da Food and Drug na supervisão das suas filiais, a fim de operar corretamente os dispositivos rotulados de acordo com o rótulo do dispositivo, foi feita uma tentativa de recuperar a referência, a fim de permitir que os dispositivos médicos em centros com alta fiabilidade para o efeito Preset.

Classificação dos dispositivos médicos em função do tipo de função:

Em geral, os dispositivos médicos enquadram-se numa das quatro situações de processamento aberto:

A. Dispositivos médicos reutilizáveis que são inicialmente esterilizados e de acordo com o parecer do utilizador antes de serem utilizados para o doente seguinte. (Por exemplo, limpeza, desinfeção e esterilização de equipamento).

B. Dispositivos médicos reutilizáveis utilizados principalmente como não esterilizados e em conformidade com as directrizes de utilização para as utilizações primárias, bem como o re-tratamento do dispositivo após cada utilização. (Por exemplo, produtos de limpeza, limpeza, limpeza e limpeza).

C. Dispositivos médicos reutilizáveis que são reutilizados para um único doente e reutilizados após cada utilização.

D. Dispositivos médicos que só estão disponíveis uma vez e são fornecidos não esterilizados, devendo ser processados pelo utilizador em cada utilização.

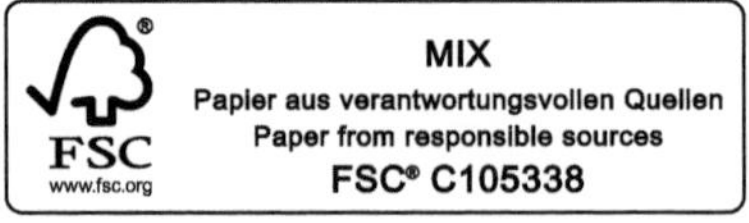

Printed by Books on Demand GmbH, Norderstedt / Germany